NINC5R3NOO

AF903931

Ihr Zugang zum Elsevier-Portal!

Mit Ihrer persönlichen PIN-Nummer haben Sie entsprechend den Angaben auf der Buchrückseite:

- mindestens 3 Monate kostenlosen Online-Zugriff auf den Buchinhalt
- mindestens 12 Monate kostenlosen Online-Zugriff auf die Abbildungen
- ggf. Zugriff auf exklusive Zusatzinhalte

Bitte beachten Sie, dass das Buch nicht mehr zurückgegeben werden kann, sobald die PIN-Nummer einmal eingegeben wurde. Weitere Informationen finden Sie im Hilfebereich unter www.elsevier.de/service.

Ihr Zugang zum Online-Angebot für dieses Buch auf www.elsevier.de:

1. Sie finden oben Ihre individuelle PIN-Nummer.
2. Gehen Sie im Internet auf www.elsevier.de, dort können Sie sich registrieren.
3. Schalten Sie anschließend mit der PIN-Nummer das Online-Angebot frei.
4. Der Zugang zu den Online-Inhalten zum Buch wird ab Eingabe der zugehörigen PIN-Nummer nach Maßgabe der Nutzungsbedingungen gewährt. Alle Informationen und Nutzungsbedingungen können bei der Registrierung eingesehen werden. Um Zugang zum Elsevier-Online-Angebot zu erhalten, müssen Sie den Nutzungsbedingungen zustimmen.

Wichtige Hinweise:

Zugang zu allen Online-Inhalten und -Materialien erhält der Käufer ausschließlich für den eigenen, privaten Gebrauch. Nutzung durch Bibliotheken, Institute und Lehreinrichtungen ist nicht erlaubt. Der Zugang darf nicht gemeinsam genutzt, verkauft oder anderweitig weitergegeben werden. Bitte beachten Sie, dass der Austausch von Passwörtern nicht gestattet ist. Bei Missbrauch wird der Zugang sofort und ohne weitere Ankündigung gesperrt. Das Angebot ist freibleibend.

Yuan

Chinesische Pulsdiagnostik

Heping Yuan

Chinesische Pulsdiagnostik

2. Auflage

ELSEVIER
URBAN & FISCHER

URBAN & FISCHER
München • Jena

Zuschriften und Kritik an:
Elsevier GmbH, Urban & Fischer Verlag, Lektorat Komplementäre und Integrative Medizin, Karlstraße 45, 80333 München

Wichtiger Hinweis für den Benutzer
Die Erkenntnisse in der Medizin unterliegen laufendem Wandel durch Forschung und klinische Erfahrungen. Der Autor dieses Werkes hat große Sorgfalt darauf verwendet, dass die in diesem Werk gemachten therapeutischen Angaben dem derzeitigen Wissensstand entsprechen. Das entbindet den Nutzer dieses Werkes aber nicht von der Verpflichtung, anhand weiterer schriftlicher Informationsquellen zu überprüfen, ob die dort gemachten Angaben von denen in diesem Buch abweichen und seine Verordnung in eigener Verantwortung zu treffen.

Bibliografische Information der Deutschen Nationalbibliothek
Die Deutsche Nationalbibliothek verzeichnet diese Publikation in der Deutschen Nationalbibliografie; detaillierte bibliografische Daten sind im Internet über http://dnb.d-nb.de abrufbar.

2. Auflage 2009

Der Urban & Fischer Verlag ist ein Imprint der Elsevier GmbH.

09 10 11 12 13 5 4 3 2 1

Planung und Lektorat: Christl Kiener, München
Redaktion: Sophie Kiener, München
Herstellung: Antje Arnold, München
Satz: abavo GmbH, Buchloe; TnQ, Chennai/Indien
Druck und Bindung: Uniprint International, Meppel
Grafiken: Henriette Rintelen, Velbert
Chinesische Schriftzeichen: Agnes Fatrai, München
Umschlaggestaltung: SpieszDesign, Büro für Gestaltung, Neu-Ulm
Titelfotografie: mauritius images GmbH, Mittenwald
Gedruckt auf 115g Eurobulk, 1,1-faches Volumen

ISBN 978-3-437-56071-2
Aktuelle Informationen finden Sie im Internet unter **www.elsevier.de** und **www.elsevier.com**

Grußwort zur 1. Auflage

Ich hoffe und wünsche, dass dieses Buch „Chinesische Pulsdiagnostik“ eine Brücke zwischen der chinesischen und deutschen Medizin herstellt, die Freundschaft und der medizinische Austausch zwischen diesen beiden Nationen dadurch weiterhin gefördert und vertieft wird und die traditionelle chinesische Medizin der Gesundheit aller Völker dieser Welt noch besser dient.

Ma Canrong
Botschafter der Volksrepublik China in der Bundesrepublik Deutschland
Berlin, 14. März 2002

祝《中医脉诊学》一书成
为加深中德两国医学学术交流，
促进两国人民友谊的桥梁，使
中国传统医学更好地为世界各国
人民的健康服务。

马灿荣
中国驻德意志联邦
共和国特命全权大使
二〇〇二年三月十四日

Geleitwort zur 2. Auflage

Ich kenne Professor Yuan persönlich seit fast 30 Jahren und betrachte ihn als meinen guten Freund und Kollegen. Im medizinischen Fachgebiet ist Professor Yuan bei uns in China schon seit langem als besonders engagiert bekannt. Seitdem er in Deutschland lebt und arbeitet, hat er sich intensiv mit der chinesischen Medizin befasst und viele Untersuchungen gemacht. Er hat mehrere Fachbücher über Traditionelle Chinesische Medizin in deutscher Sprache geschrieben. Die chinesische Auflage (Übersetzung vom Deutschen ins Chinesische) des Buches „Chinesische Zungendiagnostik" ist im vergangenen Jahr in Taiwan veröffentlicht worden und wird von chinesischen Kollegen anerkannt und positiv beurteilt. Die „Chinesische Pulsdiagnostik" wird jetzt in der 2. Auflage bei Elsevier in Deutschland erscheinen. Es ist Professor Yuans neuer Beitrag für den akademischen Austausch zwischen deutschsprachigen und chinesischen Medizinern.

Die Pulsdiagnose ist in der Traditionellen Chinesischen Medizin eine wichtige Methode für Praktiker, um wertvolle Hinweise auf innere Erkrankungen zu bekommen, obwohl die Pulsdiagnose an letzter Stelle der vier diagnostischen Methoden genannt wird. Wenn ein Arzt in China die Pulsdiagnose nicht beherrscht, dann ist er kein richtiger Arzt. Die Pulsdiagnose ist die diagnostische Methode, die am schwierigsten zu erlernen ist. Wenn man sie aber korrekt erlernt und kontinuierlich anwendet, wird man sie bald beherrschen – nach dem Motto „Übung macht den Meister". Um eine richtige Diagnose stellen zu können, darf man jedoch die Pulsdiagnose nicht in den Vordergrund stellen, sondern muss auch die anderen vier diagnostischen Verfahren berücksichtigen. In China sagt man: „Si Zhen He Can" was übersetzt bedeutet „umfassende Analyse der durch die vier diagnostischen Verfahren gewonnenen Daten".

Das Buch von Professor Yuan zeichnet sich durch folgende Eigenschaften aus:

- Vollständigkeit: Es werden alle 28 Pulsarten und die 10 seltsamen Pulse vorgestellt. Jede Pulsart wird detailliert in Wort und Bild beschrieben.
- Verständlichkeit: Im Vergleich zu anderen Werken zum Thema konzentriert sich der Inhalt auf das Wesentliche und die Abbildungen unterstreichen das Gesagte.
- Berücksichtigung der Forschung: Das Buch enthält Studien zur Objektivierung der Pulsdiagnose, graphische Darstellungen ausgewählter pathologischer Pulse und eine Analyse dieser Forschungsergebnisse.
- Praxisnähe: Das Buch berichtet über die klinischen Erfahrungen des Autors, so z.B. auch über die Verbindung von Pulsdiagnose und Zungendiagnose und Unterschiede zwischen chinesischen und westlichen Patienten.

Deswegen möchte ich diese Gelegenheit wahrnehmen, meinen Kollegen in deutschsprachigen Ländern dieses Buch zu empfehlen.

Bei dieser Gelegenheit möchte ich dem Elsevier Urban & Fischer Verlag für die Unterstützung und Verbreitung der Traditionellen Chinesischen Medizin in Deutschland und weltweit danken.

Ich wünsche den Lesern viel Erfolg mit diesem Buch bei den Patienten.

Professor Dr. Cui Naiqiang
Direktor der Nankai-Klinik für Chirurgie
Tianjin Medizinische Universität China
Tianjin, China, im Juni 2008

Geleitworte zur 1. Auflage

Im Jahre 1984 wurde ich mit vier Kollegen zu einer Delegationsreise in die Volksrepublik China eingeladen, um die dortige Medizin kennenzulernen. Dabei fand die „Traditionelle Chinesische Medizin“ verständlicherweise unser besonderes Interesse. Wir haben diese für uns fremde Medizin an vielen Orten kennen-, aber nicht verstehen gelernt. Das hat aber unsere Bewunderung, vor allem für die Leistungen der Akupunktur in der Schmerztherapie, nicht geschmälert. Im Gegenteil wurden wir tief beeindruckt durch die akute Besserung schwerer und schwerster Schmerzzustände.

Unser damaliger Dolmetscher war Dr. Heping Yuan, der Verfasser dieses Buches. Ich komme deshalb seiner Bitte um ein begleitendes Vorwort gern nach. Es ist sicherlich zu begrüßen, wenn sich in Deutschland immer mehr Ärzte mit den Grundlagen der Traditionellen Chinesischen Medizin beschäftigen und wenn diese Beschäftigung auf einer seriösen Grundlage erfolgt. Ich habe den Eindruck, dass dieses Buch dafür eine gute Einführung ist, und ich wünsche ihm eine weite Verbreitung.

Prof. Dr. med. Kurt Kochsiek
Universität Würzburg

Professor Heping Yuan hat sich in den vergangenen 20 Jahren in verschiedenen Ebenen seiner Wirksamkeit große Verdienste für die Kontakte zwischen China und Deutschland, insbesondere aber zwischen der traditionellen chinesischen Medizin und der naturwissenchaftlichen deutschen Medizin erworben. Dies ist umso erstaunlicher, als die traditionelle chinesische Medizin im Ausbildungsgang und Erfahrungsschatz deutscher Ärzte praktisch keinen Platz hat. Es ist aber auch gut verständlich, da die Neigung großer Teile unserer Patienten zu alternativen Behandlungsverfahren unübersehbar ist.

Unter den speziellen chinesischen Behandlungsverfahren wird die „Pulsdiagnostik“ meist am Ende genannt, möglicherweise weil sie die technisch schwierigste ist. Umso bedeutsamer ist die Herausgabe dieses Buches auch für die deutschsprachige Medizin. Es ist ihm zu wünschen, dass interessierte Kolleginnen und Kollegen hierdurch Kontakt mit dieser fremden Welt und vielleicht Bereicherung ihrer medizinischen Diagnostik erleben.

Professor Dr. med. J. van de Loo
Universität Münster

Danksagung statt eines Vorworts zur 2. Auflage

Im Juni 2008 habe ich alle Arbeiten für mein neues Buch und die neuen Auflagen meiner anderen 3 Bücher endlich beendet.
Dies sind:

- Das neue Buch „Chinesische Bauchakupunktur“ erscheint im September 2008.
- Die ergänzte 5. Auflage „Chinesische Zungendiagnostik“ ist erschienen im Mai 2008.
- Die ergänzte 3. Auflage „60 Punkte – 60 Krankheiten“ erscheint im November 2008.
- Die ergänzte 2. Auflage „Chinesische Pulsdiagnostik“ erscheint im Dezember 2008.

Bei meiner Arbeit habe ich von mehreren Freunden sehr viel Unterstützung und Hilfe erfahren, damit ich meine Arbeit überhaupt schaffen konnte.
Mein herzlicher Dank gilt:

- meinen lieben Lesern und meinen Kursteilnehmern für ihr langjähriges und ständiges Interesse und die guten Vorschläge für meine Bücher,
- Herrn Ma Canrong, Botschafter der Volksrepublik China in der Bundesrepublik Deutschland, für sein freundliches Grußwort
- Herrn Professor Dr. med. Kurt Kochsiek, Universität Würzburg, Herrn Professor Dr. med. Jürgen Van de Loo, Münster Universität, und Herrn Professor Dr. Cui Naiqiang, Chirurg, Tianjin, für ihre freundlichen Geleitworte,
- Meiner lieben Xiuting und unserem Sohn Lei für ihre Liebe und Unterstützung,
- Meiner Lektorin, Frau Christl Kiener, für ihre langjährige, ständige und erfolgreiche Hilfe; ohne sie kann ich meine Arbeit allein nicht schaffen.

Heping Yuan
Professor und Wissenschaftsrat
Guangxi Universität für TCM
Tianjin Medizinische Universität China
Baden-Baden, im Juni 2008

Vorwort zur 1. Auflage

Vor fünf Jahren habe ich mit der Arbeit an der „Chinesischen Pulsdiagnostik" begonnen. Nach dieser langen Zeit habe ich das Buch nun endlich fertig stellen können und möchte ihm noch einige Worte auf den Weg mitgeben:

Die Pulsdiagnose ist relativ schwerer zu erlernen als die Zungendiagnose, aber im Vergleich zu den übrigen drei diagnostischen Verfahren ist sie auch die wichtigste Methode. Ohne Pulsdiagnose ist chinesische Medizin nicht möglich.

Die Geschichte der Pulsdiagnose reicht 2600 Jahre zurück. Sie hat sich im Lauf dieser langen Zeit weiterentwickelt. Die verschiedenen Autoren der überlieferten Texte haben unterschiedliche Schwerpunkte gesetzt. Und viele schriftliche Zeugnisse sind unvollständig, fehlerhaft oder enthalten Übersetzungsfehler, die zu Missverständnissen führen können, wenn der Leser keinen Zugang zur Originalliteratur hat. Es ist deshalb notwendig, einen Standard der Pulsdiagnose zu schaffen, nach dem dann auch der Student der TCM geprüft werden kann. Als Grundlage dient das 1964 veröffentlichte Lehrbuch für traditionelle chinesische Diagnostik, das bis heute international als gültiger Standard der Pulsdiagnose gilt.

Ich wurde gefragt, wie ich dieses Buch geschrieben habe. Die Antwort kann mit dieser Formel ausgedrückt werden: 100+5+20.

100 Bücher lesen und studieren. Nach gründlicher Analyse wird das Schlechte ausgesiebt, das Gute erhalten, Falsches richtig gestellt und Richtiges bewahrt.

5 Jahre hat die Erstellung dieses Buches in Anspruch genommen. Die richtige Übersetzung einer Textstelle kann mitunter schon 2 Stunden kosten. Die 5 Jahre haben sich gelohnt, wenn es dadurch gelungen ist, gute Qualität für das Buch zu sichern.

20 Jahre sind das größte Kapital, das ich in dieses Buch investiere. Nur mit Theorie kann bei einem Patienten keine Diagnose gestellt werden. In China sagt man: „Die praktische Arbeit am Patienten ist viel besser als das Auswendiglernen des *Mai Jing* von Wang Shuhe."

Übung macht den Meister! Ohne meine 20 Jahre Praxis könnte ich ein solches Buch nicht schreiben.

Neben den Angaben zur chinesischen Medizin habe ich zum leichteren Verständnis des Lesers auch versucht, eine entsprechende oder vergleichbare Diagnose aus der westlichen Medizin anzugeben.

Es ist nicht einfach, das optimale Buch zu schreiben. Deshalb würde ich auch sehr gerne Vorschläge und Kritik aus dem Kreis der Leser entgegennehmen. Wenn dieses Buch bei der Praxisarbeit helfen kann, würde ich mich sehr freuen.

An dieser Stelle möchte ich mich beim chinesischen Botschafter, Herrn Cansong Ma, bei meinen chinesischen Kollegen, Prof. Dr. Shen, Prof. Dr. Wei, Prof. Dr. Wang und Prof. Dr. Huang sowie bei Prof. Dr. Kochsiek und Prof. Dr. Van de Loo für ihre begleitenden Worte für dieses Buch bedanken. Mein besonderer Dank gilt Frau Christl Kiener, der

Lektorin des Buches, für ihre ständigen Bemühungen und ihre Hilfe. Dieses Dankeschön gilt auch für meine liebe Frau Xiuting, ohne deren ständige Unterstützung ich die Arbeit niemals geschafft hätte.

Heping Yuan
Baden-Baden/Steinfurt, im April 2002

Inhaltsverzeichnis

KAPITEL

1 Geschichte/ Entwicklung der Pulsdiagnose

„Ich lasse Pulsdiagnose machen." oder „Ich gehe zum Pulstasten." Das sagt man in China auch heute noch, wenn man den Arzt aufsuchen möchte. Allein aus dieser Aussage ist ersichtlich, welchen Stellenwert die Pulsdiagnose in der chinesischen Medizin hat!

Die Geschichte der Pulsdiagnose reicht mindestens 2600 Jahre zurück. Grundstein für die Pulsdiagnose wurde im *Huang Di Nei Jing* gelegt. Die Abhandlung wurde dann im *Nan Jing* und *Shang Han Lun* erweitert und im *Mai Jing* endgültig festgelegt. Die Methode der Pulstastung wurde im Lauf der Zeit von den Ärzten ergänzt und weiterentwickelt und im *Bin Hu Mai Xue* zum Standard erhoben. Sie soll als erfolgreiche diagnostische Methode bei allen Patienten dieser Welt Anwendung finden.

1.1 Frühe Erwähnungen der Pulsdiagnose

Vor 2600 Jahren, also etwa im 7. Jahrhundert vor Christus lebte der bedeutende Arzt *Bian Que*, der noch heute als Begründer der Pulsdiagnose genannt und anerkannt ist: Im ersten Werk zur Geschichte Chinas steht schon geschrieben: „Wenn man heute über Pulsdiagnose redet, muss man sofort an *Bian Que* denken" (Biographie *Shi Ji*, verfasst von *Sima Qian*).

Im ersten Satz des Buches „Methode der Pulsdiagnose" (25–220 n.Chr.) ist zu lesen: „… die Pulsdiagnose ist Pflicht für jeden Medizinstudenten."

In den Jahren von 216–150 v.Chr. lebte der berühmte Arzt *Chun Yuyi (Cang Gong Zhuan, Shi Ji)*, der durch jahrelanges Studium des Pulszustandes eines Patienten eine Prognose über dessen Leben oder Tod stellen konnte. Zu seinen Studenten soll er oft gesagt haben: „Zuerst muss man die Pulsdiagnose erlernen, dann erst darf man einen Patienten behandeln. …"

Durch langjähriges Studium und Erforschung der Literatur wird ersichtlich, wie wichtig die Untersuchung des Pulses im Rahmen der Leitbahn-Untersuchung ist. Man sprach damals von der „Diagnose der Schlagader" und der „Zwölf-Meridiane-Diagnose" etc.

1.2 Entwicklung der Pulsdiagnose in der Literatur

In der Entwicklung der Pulsdiagnose wurden verschiedene Taststellen erkundet:

- *Ren Ying Cun Kou Zhen* über der A. carotis communis etc.
- Im *Nan Jing* (221–207 v.Chr. und 206–220 n.Chr.) ist erstmals die Rede vom Pulsfühlen über der A. radialis am Handgelenk *(Du Qu Cun Kou Mai)*. Diese Taststelle wird auch im *Huang Di Nei Jing* bekannt gegeben und im *Nan Jing* als die einzig richtige Methode dargestellt.
- Erst später (200 n.Chr.) hat *Wang Shuhe* in dem Werk *Mai Jing* das Tasten des Pulses über der A. radialis weiterentwickelt und einen Standard der Pulsdiagnose geschaffen. Auf ihn gehen auch die Namen der 24 Pulsarten zurück, die sich von den heutigen Pulsbezeichnungen nur wenig unterscheiden, also heute noch Gültigkeit haben. Standardwerk zur Pulsdiagnose ist noch heute das *Mai Jing* (ca. 200 n.Chr.).

1.3 Die wichtigsten Werke im Einzelnen

1.3.1 Huang Di Nei Jing (475–221 v.Chr.)

Das *Huang Di Nei Jing* hat die Grundlage für die Pulslehre geschaffen. Dieses Werk ist das erste chinesische Werk zur Medizin. Es erschien in der Periode der „Streitenden Reiche" (ca. 475–221 v.Chr.). Der Autor des Werkes ist unbekannt. Das Werk besteht aus zwei Teilen: dem *„Ling Shu"* und dem *„Su Wen"*.

Ling Shu

„Ling Shu" ist ein Fachtext zur Akupunktur und Meridian-Theorie. Im Abschnitt *„Lun Ji Zhen Chi"* (Pulsdiagnose der verschiedenen Krankheiten) werden folgende Kriterien der Diagnose erklärt:

Pulsdiagnose im Rahmen der allgemeinen Untersuchung:

- Körperhaut-Diagnose: Betrachtung der Haut, der oberflächlichen Blutgefäße und der Muskulatur (keine Pulstastung)
- Vergleichendes Pulsfühlen an den Stellen *Ren Ying* (über der A. carotis communis lateral des Kehlkopfes) und *Cun Kou* (über der A. radialis am Handgelenk)
- Zwölf-Meriadian-Diagnose: Palpation und Fühlen der Meridiane am ganzen Körper

In diesem Kapitel wird also bereits die Pulstastung über der A. radialis erklärt!

Atemzug und Pulsschlag: 4 Pulsschläge pro Atemzug; bei 18 Atemzügen pro Minute 72 Schläge/min.

Su Wen

Das „*Su Wen*" wurde später veröffentlicht als das „*Ling Shu*". Es wurde in der Westlichen Han-Dynastie (ca. 206–24 v.Chr.) geschrieben und veröffentlicht und zu Beginn der Östlichen Han-Dynastie (ca. 25–220 n.Chr.) verbreitet. Der 5. Abschnitt erklärt präzise Theorie und klinische Anwendung der Pulslehre. Die Pulstaststellen haben sich inzwischen geändert und weiterentwickelt.

Pulsdiagnose über die drei Teile des Körpers und 9-mal Fühlen (3 × 3 Ebenen fühlen; s.a. ➢ Abb. 1.1):

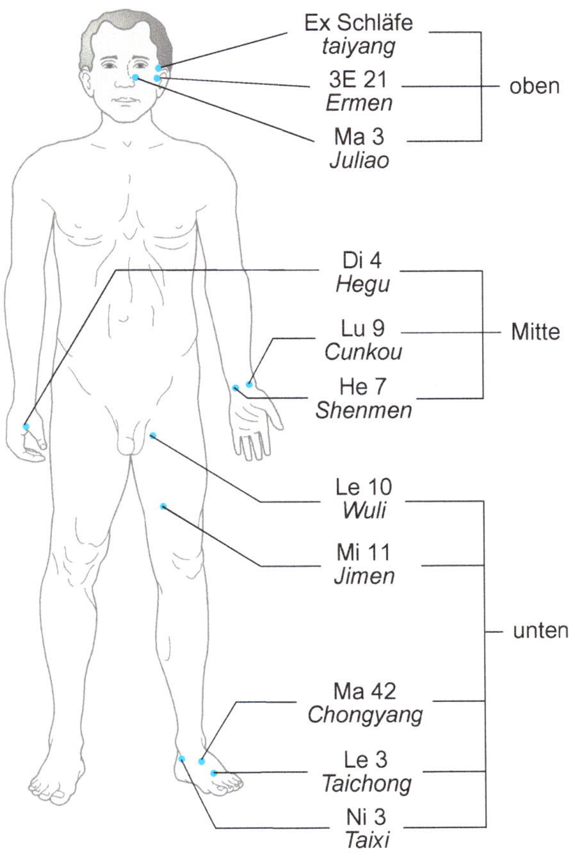

Abb. 1.1 Mensch mit Pulstaststellen

Körperareal	Jeweils	Akupunkturpunkt	Nr.	Symbol für
oben	oben	*Taiyang*	Ex Schläfe	Kopf-*Qi*
	Mitte	*Ermen*	3E 21	Ohren-/Augen-*Qi*
	unten	*Juliao*	Ma 3	Mund-/Zahn-*Qi*
Mitte	oben	*Cunkou*	Lu 9	Lunge
	Mitte	*Hegu*	Di 4	Innen-*Qi* der Brust
	unten	*Shenmen*	He 7	Herz
unten	oben	*Wuli*	Le 10	Leber bei Männern
	oben	*Taichong*	Le 3	Leber bei Frauen
	Mitte	*Jimen*	Mi 11	Milz
	Mitte	*Chongyang*	Ma 42	Magen
	unten	*Taixi*	Ni 3	Niere

Cun-Kou-Puls: Der *Cun-Kou*-Puls (über der A. radialis an den Handgelenken) war die übliche diagnostische Methode in der Zeit zwischen 25 und 220 n.Chr. In dem Werk werden viele Fallbeispiele beschrieben, bei denen mittels *Cun Kou* die Diagnose gestellt wurde.

Chi-Puls: Der *Chi*-Puls wird erstmals im „*Su Wen*" als Fachausdruck genannt.
In dieser Zeit war die Feststellung von Krankheiten mittels *Cun-Kou-* und *Chi*-Puls bereits üblich, noch nicht die Rede war jedoch vom *Guan*-Puls.

Yin und Yang und Puls: Das Prinzip von *Yin* und *Yang* ist ein Leitkriterium in der Pulsdiagnose, d.h. es ist wichtig, *Yin-* und *Yang*-Pulse zu differenzieren.

Magen-Qi und Puls: Mittels Pulsdiagnose kann beurteilt werden, ob der Patient noch ausreichend Magen-*Qi* hat *(Wei-Qi)*. Fehlt Magen-*Qi*, ist der Patient in einem kritischen Zustand und hat eine schlechte Prognose: „Ein Mensch ohne Nahrung und Wasser wird sterben. Hat der Puls kein Magen-*Qi* mehr, ist dies ein Hinweis dafür, dass der Patient stirbt."

Farbe und Pulsdiagnose: Im *Huang Di Nei Jing*,Teil *Suwen*, im Kapitel über die Meridiane, findet sich eine Beschreibung des Pulses über die Beobachtung der *Luo-Mai*-Farbe (freie Übersetzung des Autors).

Huangdi fragte: Die Luo-Mai haben verschiedene Farben. Was ist der Unterschied zwischen den fünf Farben und welche Funktion haben sie?

Qi Bo antwortete: Rot ist die Farbe des Herzens, weiß die der Lunge, grün die der Leber, gelb die der Milz, schwarz die der Nieren. Die Luo Mai sind Zweig-Meridiane, Verbindun-

gen zwischen den Körpermeridianen. Die Luo-Mai-Farbendianose ist von gleicher Bedeutung wie die o.g. Theorie der Organe. Die Änderung der Farbe der Yin-Luo-Mai entspricht der Änderung bei den Meridianen. Die Farbe der Yang-Luo-Mai ändert sich auch in den vier Jahreszeiten, z.B. schwarz und grün sind Hinweise auf Kälte, gelb und rot lassen auf Hitze schließen. Wenn bei einem Patienten die Luo Mai alle fünf Farben zeigen, dann hat er eine Hitze-Kälte- Erkrankung.

(Anm.: Die *Luo Mai* entsprechen u.a. kleinen Venen und Lymphgefäßen, die mit dem bloßen Auge sichtbar sind und farblich interpretiert wurden)

Bestimmte Farbveränderungen der *Luo Mai* wurden hier mit bestimmten Pulsformen in Verbindung gebracht:

- grün und blau mit saitenförmigem Puls
- rot mit schnellem und überflutendem Puls
- gelb mit intermittierendem Puls
- weiß mit oberflächlichem Puls
- schwarz mit tiefem Puls

Einflüsse auf die Pulsqualität: Nach der Himmel-Mensch-Theorie sollen bei der Pulsdiagnose auch Klima und Temperatur (Jahreszeiten) berücksichtigt werden, weil dadurch die Pulsqualität verändert wird (➤ Kap. 2.3):

- Im Frühling ist der Puls saitenförmig und schlüpfrig
- im Sommer überflutend und groß
- im Herbst oberflächlich
- im Winter tief

Darüber hinaus wird die Pulsqualität auch beeinflusst von psychischem Zustand, Aktivitätsgrad, Lebensumgebung, Ernährungsgewohnheiten des Patienten etc.

1.3.2 Nan Jing (von 221–207 v.Chr. bis 206–220 n.Chr.)

Cun-Kou-Pulssystem: In diesem Werk wird ausschließlich der *Cun-Kou*-Puls erklärt; auf die anderen pulsdiagnostischen Methoden wird verzichtet. Begründet wird dies mit dem Argument, dass der *Cun-Kou*-Puls im Bereich der Hand-*Tai-Yin*-Leitbahn (Lungen-Leitbahn) zu tasten ist, alle Leitbahnen daraus stammen und das *Qi* der fünf Speicherorgane *(Yin)* und der sechs Hohlorgane *(Yang)* in die Lungen-Leitbahn mündet. Deshalb sei es allein durch das Ertasten des Pulses über der *Cun-Kou*-Taststelle möglich, Zustand und Fluss von *Qi* und Blut und den Zustand der Organe bzw. bei einer Veränderung Krankheiten in den Organen und den 12 Leitbahnen zu erkennen.

Erklärung des Cun-Kou-Pulses in der 18. Frage/Antwort (von insgesamt 81): Der Puls wird an 3 Stellen (*Cun, Guan, Chi*) mit jeweils 3 Pulsqualitäten (oberflächlich, mittel, tief) getastet; insgesamt können also 9 verschiedene Pulse ertastet werden:

Taststelle	Ebene des Pulses	Pulsqualitäten	zeigt Beschwerden an im Bereich
Cun	Himmel	Oberfläche	von Kopf und Brust
		Mitte	
		Tiefe	
Guan	Mensch	Oberfläche	der Organe unterhalb
		Mitte	des Zwerchfells und
		Tiefe	oberhalb des Bauchnabels
Chi	Erde	Oberfläche	der Organe unterhalb des
		Mitte	Bauchnabels bis zu den
		Tiefe	Füßen

Die Theorie der Wurzel des Pulses: Ein spürbarer *Chi*-Puls ist Zeichen dafür, dass bei einem Menschen Wurzel *(Gen)* und Quelle der Lebensenergie *(Yang-Qi)* noch vorhanden sind – wie bei einem Baum im Winter, der seine Blätter verloren, aber noch eine Wurzel hat, mit deren Hilfe er im Frühling weiter wachsen kann. In China sagt man: „Der beste Puls ist ein Puls mit Wurzel", „Hat ein Mensch einen Puls mit Wurzel, dann ist er gesund und hat *Yang-Qi*". Der *Chi*-Puls symbolisiert die Niere. Er ist normalerweise tief und mild und zeigt, dass die Wurzel, *Yang-Qi* (Lebensenergie, Vitalität etc.) vorhanden sind.

Ist bei einer Krankheit das *Yang-Qi* nicht geschwächt oder erschöpft (d.h. der Puls hat eine Wurzel), dann ist die Krankheit immer heilbar.

Differenzierung von Yin und Yang: Im Buch werden zwei Methoden zur Differenzierung der Pulsstellen nach *Yin* und *Yang* dargestellt:

- Differenzierung mittels der Pulstastellen *Cun, Guan* und *Chi*
- Differenzierung mittels Tastdruck

Pulsstelle			Tastdruck
Cun	*Yang*	Herz und Lunge	oberflächlich, leicht
Guan	neutral	Milz	mittel
Chi	*Yin*	Niere und Leber	tief, stark

1.3.3 Mai Jing (201–280 n.Chr.)

Der Autor des Buches war *Wang Shuhe*, ein bekannter Arzt im dritten Jahrhundert n. Chr. Es ist die älteste Monographie über die Pulsdiagnostik, die in China noch erhalten geblieben ist. *Wang Shuhe* hat erstmals die Pulsdiagnostik von der Theorie bis zur klinischen Praxis vollständig und systematisch erläutert und begründet. Von da an galt die Pulsdiagnose als unabhängiges Gebiet in der chinesischen Medizin.

Etwa 56% des Inhalts des *Mai Jing* stimmen überein mit den Inhalten der Bücher

- *Huang Di Nei Jing*
- Nan Jing
- Shang Han Lun
- Jin Kui Yao Lue.

Das Werk nimmt daher eine Art Mittlerrolle zwischen Früh- und Spätzeit ein und schlägt damit eine Brücke zwischen Vergangenheit und Gegenwart.

Wichtigste Aspekte des Werkes sind:

- Etablierung und Darstellung von 24 Pulsarten und Standardisierung des Fingerfühlens beim Tasten des Pulses (3 Finger in 3 Ebenen)
- Beschreibung und Standardisierung des Pulszustandes und der Pulstypen
- Behandlung des Patienten nicht nur nach dem Pulszustand, sondern auch nach Diagnostik durch Betrachten, Riechen, Hören/Befragen
- Einsatz der 6 Pulstaststellen in der klinischen Behandlung; nach den 6 Pulstaststellen können z. B. Leere und Fülle, Kälte und Hitze bei einem Patienten differenziert werden.

1.3.4 Mai Jue (1189)

Die „Merkreime der Pulse" sind eine Sammlung von ca. 200 Versen über die Pulsdiagnose, zusammengestellt von *Cui Jiayan (Cui Zixu)* im Jahre 1189. Der Anfänger kann damit die Pulsdiagnose leicht und mit Vergnügen auswendig lernen. Seit 600 Jahren lernen Ärzte nach diesem Buch, das die Methode sehr populär gemacht hat. Allerdings hat *Cui Jiayan* damit lediglich Methode und klinische Anwendung erläutert, sagt aber wenig über den theoretischen Hintergrund aus. Spätere berühmte Ärzte beurteilten dieses Buch deshalb als zu einfach, weil es zu wenige Hintergründe darstellt.

1.3.5 Bin Hu Mai Xue (1564)

Das Werk wurde von *Li Shizhen* (auch *Li Binhu* genannt) in Gedichtform verfasst und stellt die 27 Pulsarten und ihren diagnostischen Wert dar. Es war über mehrere Jahrhunderte hinweg sehr populär. Nach der Veröffentlichung des *Mai Jing* haben sich fast alle medizinischen Bücher mit der Theorie der Pulsdiagnose auseinander gesetzt, was ein Zeichen dafür ist, dass die Ärzte diese Methode für besonders wichtig erachteten.

Über die Jahrhunderte gab es auch Bücher zum Thema Pulsdiagnose, die fehlerhafte Informationen enthielten. *Li Shizhen* hatte deshalb den Wunsch, ein fehlerfreies Buch über die Pulsdiagnose zu schreiben, das er dann nach jahrelanger Forschung im Alter von 46 Jahren fertig gestellt hat.

Nach dem *Bin Hu Mai Xue* ist die Theorie der Pulsdiagnose korrekt dargestellt und leicht zu erlernen. Das Buch ist in Versform geschrieben, was das Lernen und auch die praktische Anwendung erleichtert und ist deshalb in China bei jungen und älteren Ärzten sehr beliebt. Es gilt als „Pflichtlektüre“ und einige Teile daraus wurden im heutigen offiziellen „Lehrbuch für traditionelle chinesische Diagnostik“ übernommen.

1.3.6 Zhen Bing Zhi Nan (960–1279)

In diesem Buch wurden die 26 pathologischen und 7 seltsamen Pulsarten erstmals im Bild dargestellt (Autor *Shi Fa*) (➤ Tab. 1.1).

Tab. 1.1 Pulsbilder

	Puls-Bezeichnung	Pinyin
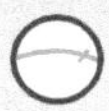	oberflächlicher Puls	*Fu Mai*
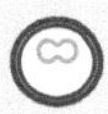	hohler Puls	*Kou Mai*
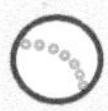	schlüpfriger Puls	*Hua Mai*
	voller Puls	*Shi Mai*
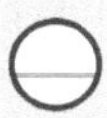	saitenförmiger Puls	*Xian Mai*
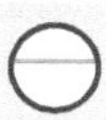	straffer Puls	*Jin Mai*
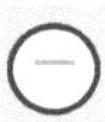	überflutender Puls	*Hong Mai*
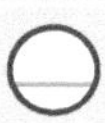	verschwindender Puls	*Wei Mai*
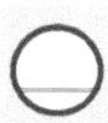	tiefer Puls	*Chen Mai*
	träger Puls	*Huan Mai*
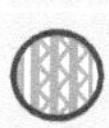	rauer Puls	*Se Mai*
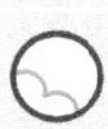	langsamer Puls	*Chi Mai*
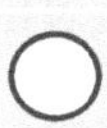	verborgener Puls	*Fu Mai*
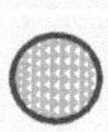	sanfter Puls	*Ru Mai*

Tab. 1.1 Pulsbilder *(Forts.)*

	Puls-Bezeichnung	Pinyin
	kraftloser Puls	*Ruo Mai*
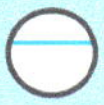	langer Puls	*Chang Mai*
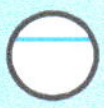	schneller und unregelmäßiger Puls	*Cu Mai*
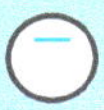	kurzer Puls	*Duan Mai*
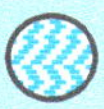	leerer Puls	*Xu Mai*
	knotiger Puls	*Jie Mai*
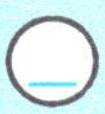	Trommelpuls	*Ge Mai*
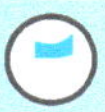	bewegender Puls	*Dong Mai*
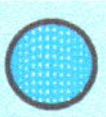	fadenförmiger Puls	*Xi Mai*
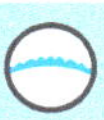	intermittierender Puls	*Dai Mai*
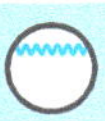	schneller Puls	*Shuo Mai*
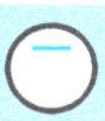	großer Puls	*Da Mai*
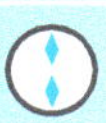	klopfender Stein	*Tan Shi Mai*
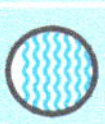	aufgelöstes Seil	*Jie Suo Mai*
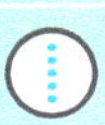	pickender Vogel	*Que Zhuo Mai*
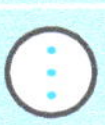	tröpfelndes Wasser	*Wu Lou Mai*
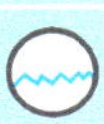	schwimmende Krabbe	*Xia You Mai*
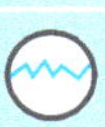	wendender Fisch	*Yu Xiang Mai*
	brodelndes Wasser	*Fu Fei Mai*

1.3.7 Überblick über Pulspositionen und Organentsprechungen in der Literatur

Tab. 1.2 Pulspositionen und Organentsprechungen in der Literatur

Pulsposition	Cun		Guan		Chi		Pulsanzahl
Buch (Übersetzung der Buchtitel durch den Autor)	**links**	**rechts**	**links**	**rechts**	**links**	**rechts**	
Huang Di Nei Jing (ca. 475–221 v.Chr.) **Übersetzung:** Der Innere Klassiker des Gelben Kaisers	HerzBrust (Mitte)	Lunge Brust (Innen)	Leber Zwerchfell	Milz Magen	Niere Abdomen	Niere Abdomen	51
Nan Jing (ca. 221 v.Chr. – 220 n.Chr.) **Übersetzung:** Der Klassiker über die schwierigen Probleme – 81 Fragen und Antworten	Herz Dünndarm	Lunge Dickdarm	Leber Galle	Milz Magen	Niere Blase	Perikard San Jiao	57
Mai Jing **Autor:** Wang Shuhe (ca. 201–280 n.Chr.) **Übersetzung:** Der Klassiker der Pulsdiagnose	wie oben	wie oben	wie oben	wie oben	wie oben	Niere San Jiao	24
Qian Jin Yao Fang **Autor:** Sun Simiao (682 n.Chr.) **Übersetzung:** Rezepte im Wert von tausend Goldstücken für Notfälle (die sehr wichtigen und wirksamen Rezepte der TCM)	Herz	Lunge	Leber	Milz Magen	Niere	Niere	24
Si Yan Ju Yao **Autor:** Cui Jia Yan (1189) **Übersetzung:** Das Erlernen der Pulsdiagnose mittels Reim mit vier Worten	wie oben	wie oben	wie oben	wie oben Lebenspforte	Niere-Lebenspforte	Niere	27

Tab. 1.2 Pulspositionen und Organentsprechungen in der Literatur *(Forts.)*

Pulsposition	Cun		Guan		Chi		Pulsanzahl
Zheng Jia Shu Yao **Autor:** Hua Shou (1359) **Übersetzung:** Der wichtige Klassiker für Diagnostiker	Herz Dünndarm	Lunge Dickdarm	Leber Galle	Milz Magen	Niere Blase	Perikard San Jiao	30
Jing Yue Quan Shu **Autor:** Zhang Jie Bin (1624) **Übersetzung:** Jing Yues vollständiges Werk für TCM	Herz Perikard	Lunge Brust (Mitte)	wie oben	wie oben	Niere Dickdarm Blase	Niere Lebenspforte Dünndarm San Jiao	16
Bin Hu Mai Xue **Autor:** Li Shizhen/Li Bin Hu (1564) **Übersetzung:** Pulslehre von Bin Hu	Herz Brust (Mitte)	Lunge Brust (Innen)	Leber Galle	Milz Magen	Niere Dünndarm	Blase Lebenspforte Dickdarm	27
Yi Zong Bi Du **Autor:** Li Zhong Zi (1637) **Übersetzung:** Die Pflichtlektüre für medizinische Professionen	wie oben	wie oben	wie oben	wie oben	wie oben	Niere Dickdarm	28
Yi Zong Jin Jian **Autor:** Wu Qian (1742) **Übersetzung:** Der goldene Spiegel der Medizin	wie oben	wie oben	Leber Galle Zwerchfell	wie oben	wie oben	wie oben	28
Zhong Yi Zhen Duan Autor: Gesundheitsministerium der VR China (1964) **Übersetzung:** Das Lehrbuch der traditionellen chinesischen Diagnostik	Herz Brust (Mitte)	Lunge Brust (Innen und Mitte)	Leber Galle Zwerchfell	Milz Magen	Niere Unterbauch	Niere Unterbauch	28

KAPITEL

2 Theoretische Grundlagen

2.1 Die Theorie von Yin und Yang

Die Lehre von Yin und Yang ist die wichtigste Theorie in der TCM. Sie entspringt der taoistischen Naturphilosophie und besagt, dass sich alle Dinge in zwei Polaritäten teilen lassen – in Yin und Yang. Alle Erscheinungen und Veränderungen des Lebens und alle Naturphänomene lassen sich aus dem wechselseitigen Zusammenspiel von Yin und Yang ableiten. Eine der ersten Quellen dieser Theorie findet sich um 700 v. Chr. im „Buch der Wandlungen" (Yi Jing oder I King).

Opposition: Yin und Yang sind als Gegensätze zu sehen, wobei Yin immer schon den Samen des Yang in sich trägt, wie auch das Yin in jedem Yang keimt. Der Gegensatz ist relativ, nie absolut. So ist der Frühling Yang in Relation zum Winter, jedoch Yin im Vergleich zum Sommer.

Gegenseitige Abhängigkeit: Yin und Yang brauchen und definieren sich durch ihre Gegensätzlichkeit. So gibt es keinen Winter ohne Sommer, keinen Tag ohne Nacht, keine Geburt ohne Tod. Veränderungen entstehen durch die Spannung zwischen diesen Extremen.

Gegenseitiger Verbrauch: Yin und Yang begrenzen einander – Wasser begrenzt das Feuer, die Nacht den Tag, der Regen die Trockenheit. Bei Übermacht des einen und/oder Schwäche des anderen Pols entstehen Störungen im gesamten System – ein Yin-Überschuss führt relativ zum Yang-Mangel, ein Yang-Überschuss zum Yin-Mangel.

Gegenseitige Umwandlung: Yin kann sich in Yang verwandeln. Wenn es den Punkt seines Extrems erreicht hat, verkehrt es sich in sein Gegenteil. Sommer- und Wintersonnenwende sind Beispiele einer solchen Intertransformation.

Anwendung

In Physiologie, Pathologie, Diagnostik und Therapie der TCM geht es letztendlich um die dynamische Beziehung zwischen Yin und Yang und deren Störungen. Die Aufgabe des

Therapeuten ist es, diese Störungen zu erkennen und den Körper in seinem Bemühen um ein Yin-Yang-Gleichgewicht zu unterstützen. Sowohl der Mensch als auch seine Krankheitssymptome lassen sich in Bereiche und Qualitäten einteilen, die eher einen Yin- oder Yang-Charakter haben.

2.2 Die Theorie der Fünf Wandlungsphasen (Wu Xing)

Andere Begriffe für die Fünf Wandlungsphasen sind Fünf Elemente, Entsprechungen, Bewegungen.

Die Fünf Wandlungsphasen sind einer früher Grundpfeiler der chinesischen Naturphilosophie, die alle Naturphänomene den Kategorien Holz, Feuer, Erde, Metall und Wasser zuordnet und deren Beziehungen zueinander definiert. Jede der fünf Wandlungsphasen beinhaltet charakteristische Qualitäten (➤ Tab. 2.1):

Tab. 2.1 Aspekte der fünf Wandlungsphasen

Aspekte	Holz	Feuer	Erde	Metall	Wasser
Richtung	Osten	Süden	Mitte	Westen	Norden
Jahreszeit	Frühling	Sommer	Übergangszeit (Spätsommer, Spätherbst, „Spätfrühling" usw.)	Herbst	Winter
Klimafaktor	Wind	Hitze	Feuchtigkeit	Trockenheit	Kälte
Entwicklung	Geburt	Wachstum	Umwandlung	Ernte	Speicherung
Farbe	grün	rot	gelb	weiß	schwarz/blau
Geschmack	sauer	bitter	süß	scharf	salzig
Zan-Organ	Leber	Herz	Milz	Lunge	Niere
Fu-Organ	Gallenblase	Dünndarm	Magen	Dickdarm	Harnblase
Sinnesorgan	Auge	Zunge	Mund	Nase	Ohr
Gewebe	Sehnen, Bänder, Nägel	Blut, Blutgefäße	Muskeln, Fett-, Bindegewebe	Haut, Körperhaar	Knochen,Zähne, Nerven, Kopfhaar
Emotion	Wut/Zorn	Freude	Grübeln, Sorgen	Traurigkeit	Angst
Laut	Schreien	Lachen	Singen	Weinen	Stöhnen
Geruch	ranzig	verbrannt	süßlich	verrottet,übel	faulig, eitrig

Holz: Yang-Phase, wächst, entfaltet sich frei, dehnt sich aus, entspricht der Freiheit und Harmonie auf körperlicher und seelischer Ebene.

Feuer: Yang-Phase, wärmt, lodert aufwärts, macht den Intellekt, das Charisma eines Menschen aus.

Erde: Neutrale Phase, Achse zwischen den beiden Yang- und den beiden Yin-Wandlungsphasen, empfängt, wandelt um, bildet die Mitte des Menschen, wirkt wie eine „innere Mutter", die nährt und stabilisiert.

Metall: Yin-Phase, klärt, schützt, steigt ab, symbolisiert die Körperoberfläche und damit den Kontakt eines Menschen zu seiner Umwelt.

Wasser: Yin-Phase, nährt, fließt, „alles Leben kommt aus dem Wasser", stellt die Wurzel allen Lebens dar, sorgt für Wachstum und Fortpflanzung.

Die Fünf Wandlungsphasen beeinflussen sich gegenseitig sowohl in physiologischer Hinsicht (Sheng- und Ke-Zyklus) als auch in pathologischer Hinsicht (Cheng-, Wu- und teilweise Sheng-Zyklus). Bei Störungen dieses Gleichgewichts kommt es zu pathologischen Syndromen.

Eine Wandlungsphase ernährt und erzeugt die nächste. Jede Phase ist Ernährerin (Mutter) und zugleich Ernährter (Sohn):

- Holz nährt Feuer,
- Feuer nährt Erde,
- Erde nährt Metall,
- Metall nährt Wasser,
- Wasser nährt Holz …

In pathologischen Zuständen ist entweder die Mutter zu schwach und kann den Sohn nicht ausreichend ernähren oder der Sohn ist zu schwach und nimmt der Mutter zuviel weg und schwächt diese (> Abb. 2.1).

Ke-Zyklus (Kontrollzyklus): Eine Wandlungsphase hält die andere unter Kontrolle und wird wiederum einer anderen Wandlungsphase kontrolliert.

Cheng-Zyklus (Überkontrolle): Die kontrollierte Phase wird pathologisch unterdrückt und geschwächt.

Wu-Zyklus (Verspottung): Eine Wandlungsphase wird pathologisch stärker als ihre Kontrollphase.

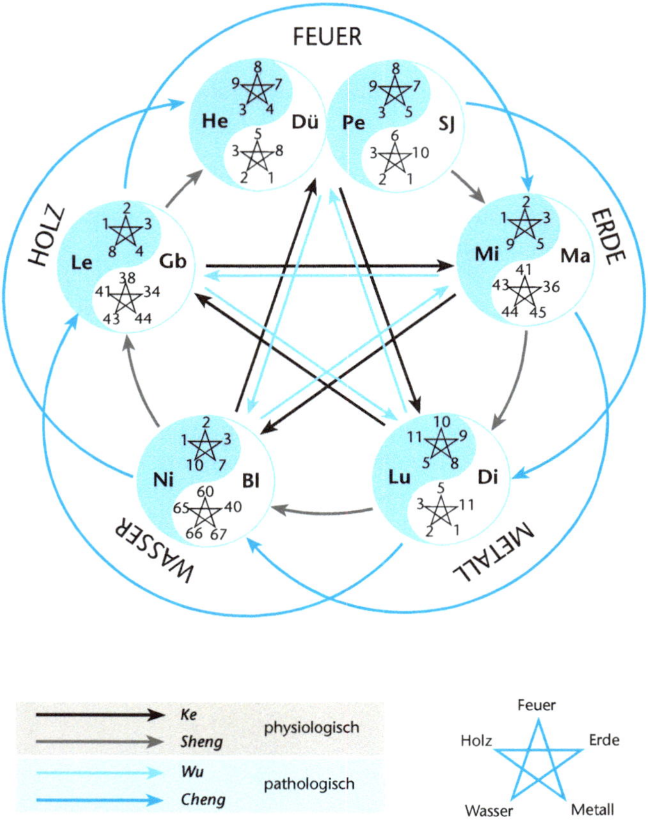

Abb. 2.1 Gegenseitige Beeinflussung der Wandlungsphasen (aus Focks 2006)

Anwendung

Anwendung findet die Theorie der Fünf Wandlungsphasen sowohl in der Diagnostik als auch in der Therapie von Krankheiten.

Diagnostik: Körperliche Veränderungen (z. B. Gesichtsfarbe, Körpergewebe, Störungen der Sinnesorgane) wie auch Bevorzugung oder Ablehnung von Wetterlagen, Jahreszeiten, Geschmacksrichtungen und Farben können Hinweise auf eine Störung (Leere oder Fülle) in einer Phase sein.

Therapie:

- **Akupunktur:** Harmonischer Ausgleich der Zyklen über die Behandlung mit den Fünf Transport-Shu-Punkten. Bei Mangel einer Phase den Punkt auswählen, der der Mutter-Phase entspricht mit stärkender Nadeltechnik (Bu Fa). Bei Fülle einer Phase den Punkt auswählen, der der Sohn-Phase entspricht mit ableitender Nadeltechnik (Xie Fa).
- **Heilkräuter und Diätetik:** Bezug über die Fünf Geschmacksrichtungen, die bestimmte Wirkungen auf den Körper haben, so dass sie auch in die Therapie innerhalb der Fünf Wandlungsphasen mit einbezogen werden können.

2.3 Organ-Theorie (Zang-Fu-Lehre)

Die Zang-Fu-Lehre spielt eine zentrale Rolle in der chinesischen Medizin. Im Gegensatz zum westlichen strukturell-physiologischen Organverständnis liegt der Lehre von Zang-Fu eine empirisch-funktionelle Vorstellung zugrunde. Sie denkt in Korrelation, das heißt in Beziehung der einzelnen Teile zueinander (systemtheoretisch). Statt von Organen wird daher eher von „Funktionskreisen" gesprochen. Die Zang-Fu-Lehre beschreibt im Wesentlichen eine Landschaft oder ein Muster von funktionellen Zusammenhängen, die eine vollkommene Integration von Körperfunktionen, Geweben, Sinnesorganen, Umwelteinflüssen, Emotionen und psychischen Aktivitäten ermöglichen. Erkrankungen und Störungen werden damit zu einem Disharmoniemuster auch als Symptomlandschaften eingeordnet und in Beziehung zueinander gesetzt. Die genaue Beobachtung von Körperoberfläche, Zunge, Sekreten, Puls etc. ermöglicht dabei Rückschlüsse auf den Zustand der innere Organe und ihrer jeweiligen Beziehungen zueinander. Zur Erklärung der Hierarchie innerhalb der Zang-Fu-Organe können die Organe mit den Positionen in der Hierarchie des altchinesischen Feudalsystems verglichen werden.

2.3.1 Speicher-Zang-Organe und Hohl-Fu-Organe

Leber (Gan)

Die Leber sorgt für einen harmonischen, ungehinderten Qi-Fluss im ganzen Körper und damit für einen reibungslosen Ablauf der Körperfunktionen. Die Entsprechung der Aufgaben der Leber im Feudalstaat sind die Tätigkeiten als oberster Heerführer, die für die strategische Planung zuständig ist.

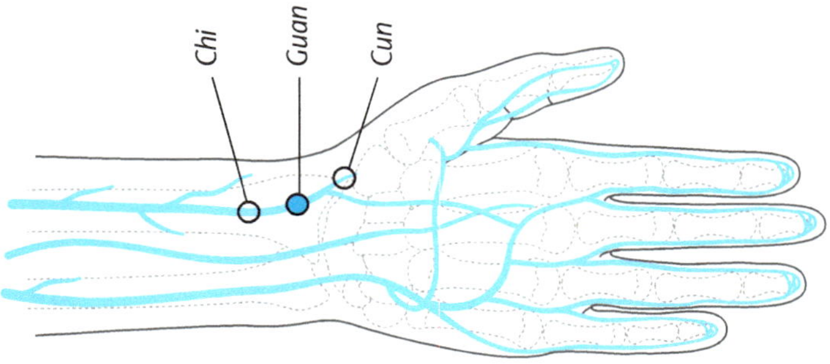

Abb. 2.2 Pulstaststelle von Leber und Gallenblase

Funktion

Die Leber reguliert den freien Fluss von Qi: Der Qi-Fluss der Leber ist aufsteigend und ausbreitend, aber auch zirkulierend. Die Leber koordiniert und kontrolliert den Qi-Fluss der anderen Organe und ist damit für die ungehinderte Bewegung und den harmonischen Fluss der Substanzen im ganzen Körper zuständig. Bei einer Disharmonie kann es daher zu Blockaden und Stauungen kommen.

Die Leber speichert das Blut-Xue: Die Leber nimmt das Blut-Xue in sich auf und reguliert das zirkulierende Blutvolumen. Bei körperlicher Ruhe fließt das Blut zurück in die Leber, regeneriert sich und verlässt diese bei Bedarf durch körperliche Aktivität wieder. So sorgt eine gesunde Leber für gute Sensibilität und Kraft in den Extremitäten. Bei Leber-Blut-Mangel kann es zu Taubheits- und Kribbelgefühl, Kraftlosigkeit, Koordinationsstörungen, Schwindel mit Augenflimmern, Menstruationsstörungen etc. kommen.

Die Leber beherbergt die Wanderseele (Hun): Das Schriftzeichen für Hun besteht aus den Zeichen mit der Bedeutung „Wolke" und „Geist". Hun entspricht am ehesten dem westlichen Verständnis von Seele, die nach dem Tod des Körpers überlebt und den Körper verlässt. Sie beherrscht die Emotionen, die geistige Ausgewogenheit, beeinflusst die Durchsetzungsfähigkeit und bestimmt die Fähigkeit, unser Leben zu planen.

Körpergewebe

Die dem Funktionskreis Leber zugeordneten Körpergewebe sind Sehnen und Bänder. Bei Leber-Störungen können Muskelkrämpfe, Bänder- und Sehnenverletzungen oder -kontrakturen entstehen. Finger- und Fußnägel werden als äußere Ausdrucksform der Sehnen betrachtet. Sie sollten fest, glänzend und ebenmäßig wachsend sein.

Öffner

Die dem Funktionskreis Leber zugeordneten Öffner sind die Augen (Sehkraft, Ernährung und Befeuchtung).

Emotion

Die dem Funktionskreis Leber zugeordnete Emotion ist Wut oder auch Zorn und Ärger. Bei einer Unterdrückung dieser Emotion kommt es zu Störungen des freien, ungehinderten Leber-Qi-Flusses mit Stauungszeichen auf körperlicher und emotionaler Ebene. In fortgeschrittenen Fällen können sich auch Symptome von Leber-Wind und Leber-Feuer entwickeln. Doch auch andere Emotionen können die Leber in ihrer Funktion des freien Qi-Flusses stören.

Sekret

Die dem Funktionskreis Leber zugeordneten Sekrete sind die Tränen. Hier zeigen sich wieder der Aspekt und die Beziehung zu den Augen als Öffner.

Pathogener Klimafaktor: Wind

Patienten mit einer Leber-Fülle neigen bei windigem Wetter zu Symptomen des blockierten Qi-Flusses wie Kopfschmerzen oder Nackensteifigkeit.

Gekoppeltes Fu-Organ: Gallenblase (Dan)

Funktion: Die Gallenblase speichert und sezerniert die Galle zur Unterstützung der Verdauung. Seelisch verhilft sie zu Mut und Initiative. Sie sorgt für einen „inneren Lebensplan" und ist der „Richter, der Entscheidungen fällt". Bei einer Schwäche der Gallenblase ist der Betroffene leicht entmutigt und frustriert. Auf körperlicher Ebene kommt es zu Übelkeit und Aufstoßen.

Beziehung Leber - Gallenblase: Innerliche-äußerliche Kopplung. Ein harmonischer Leber-Qi-Fluss sorgt für ungehinderte Gallensekretion und umgekehrt. Auf der psychischen Ebene benötigt die Leber für die Lebensplanung die Entscheidungsfähigkeit der Gallenblase.

Herz (Xin)

Zum Funktionskreis des Herzens gehören alle psychischen, intellektuellen und spirituellen Fähigkeiten und Aktivitäten, die die unverwechselbare Persönlichkeit eines Menschen ausmachen. Die Entsprechung im Feudalstaat ist daher die Position des Herrschers

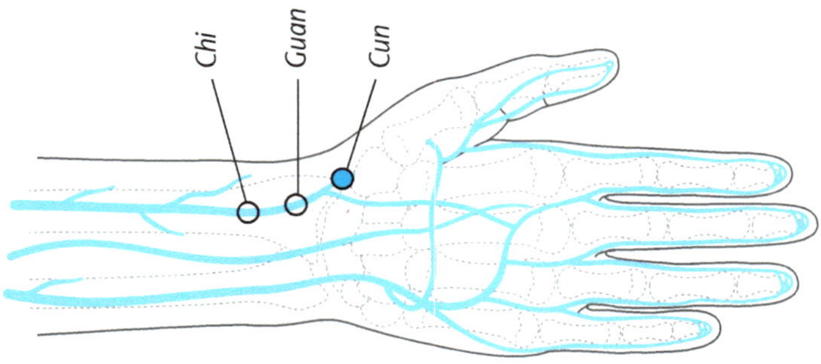

Abb. 2.3 Pulstaststelle von Herz und Thorax

und gottgleichen Kaisers, der mit tiefem Verständnis richtungweisend regiert. Das Herz (Xin) wird daher als der Monarch über die fünf Yin- und die sechs Yang-Organe und als „Residenz des Geistes Shen“ angesehen.

Funktion

Das Herz regiert das Blut (Xue): Das Herz regiert das Blut-Xue, die Blutgefäße (Xue Mai), reguliert die Blutzirkulation. Die Umwandlung von Nahrungs-Qi in Blut-Xue findet im Herzen statt. Weiter ist das Herz für die Blutzirkulation verantwortlich: Der Herzschlag ist von Herz-Qi abhängig. Aber auch andere Organe wie Lunge, Milz und Leber spielen eine Rolle im Blutkreislauf.

Das Herz kontrolliert und reguliert auch die Blutgefäße, die vom Qi und Blut des Herzens abhängig sind. Wenn zum Beispiel das Herz-Qi schwach ist, kann auch der Puls schwach und unregelmäßig sein.

Das Herz beherbergt den Geist (Shen): Das Herz ist Sitz des Bewusstseins und beeinflusst die mentale, emotionale, im erweiterten Sinn aber auch die spirituelle Aktivität des Menschen. Um den Geist-Shen beherbergen zu können, benötigt das Herz ausreichend Herz-Blut. Wenn das Herz kräftig und ausreichend Blut vorhanden ist, bestehen normale geistige Aktivität, klares Bewusstsein, gutes Gedächtnis. Bei Störungen des Herzens ist der Geist-Shen nicht mehr „zu Hause“ und es entwickeln sich Störungen in der Merk- und Konzentrationsfähigkeit sowie Unruhe, Schlaflosigkeit, aber auch übermäßiges Träumen und Schläfrigkeit bis hin zu Zuständen der Verwirrung und Bewusstseinsverlust.

Körpergewebe

Dem Herzen als Körpergewebe zugeordnet werden die Blutgefäße.

Öffner

Dem Herzen als Öffner zugeordnet werden Gesichtsfarbe, Zunge (v. a. die Zungenspitze), Sprachfähigkeit und Geschmackssinn. Wenn das Herz-Qi frei und ungehindert zirkuliert, dann fließt das Blut ruhig und gleichmäßig durch den Körper und gibt dem Gesicht eine gesunde, rosige Farbe; die Zunge ist normal rot, feucht und frei beweglich. Die Sprache ist sowohl abhängig von Geist-Shen als auch von der Artikulationsfähigkeit und damit von der freien Zungenbeweglichkeit. Sprachstörungen wie Stottern und Stammeln, aber auch die verschiedenen Aphasieformen werden dem Herzen zugeordnet.

Sekret

Als Sekret wird dem Funktionskreis Herz der Schweiß zugeordnet.

Emotion

Die dem Herzen zugeordnete Emotion ist die Freude, aber auch die Emotion im Sinne der Übererregung und Erregbarkeit. Die Freude als positives Lebensgefühl regt den Qi-Fluss des Herzens an. Ein Übermaß an Erregung, Stress und hektischer Lebenswandel sowie „emotionale Schockerlebnisse“ können zu Schlaflosigkeit, Unruhezuständen, aber auch zu Herzbeschwerden führen.

Pathogener Klimafaktor: Hitze

Der dem Herzen zugeordnete pathogene Klimafaktor ist Hitze.

Gekoppeltes Fu-Organ: Dünndarm (Xiao Chang)

Funktion: Der Dünndarm empfängt den vorverdauten Nahrungsbrei aus dem Magen. Er trennt die „trüben“ von den „klaren“ Flüssigkeiten. Diese Funktion des Trennens von Wichtigem und Unwichtigem spiegelt sich auf der psychischen Ebene wider. Ein gesundes Dünndarm-Qi sorgt für Klarheit des Denkens und für gute Urteils- und Unterscheidungskraft.

Beziehung Herz - Dünndarm: Der Dünndarm (Xiao Chang) und das Herz (Xin) sind innerlich-äußerlich gekoppelt. Auch auf der seelischen Ebene wird diese Beziehung deutlich:

Das Herz als Sitz des Geistes und der Dünndarm als Garant einer klaren Urteilskraft sind eng miteinander verknüpft.

Perikard (Xin Bao)

Das Perikard steht in enger Beziehung zum Hertzen und wird als seine Schutzhülle gegen pathogene Einflüsse angesehen. Funktionell ist es aber vom Herzen kaum zu unterscheiden. Es ist wie der „höchste Beamte, dessen eigene Meinung als Repräsentant des Kaisers von der seines Herrschers nicht zu unterscheiden war". Gekoppeltes Fu-Organ ist San Jiao (Dreifacher Erwärmer).

Milz (Pi)

Charakter

Die Milz ist verantwortlich für die Aufnahme, Aufbereitung und Verteilung der Nahrung. Sie bildet die materielle Basis des Körpers und des nachgeburtlichen Qi (pathologische Syndrome). Die Entsprechung im Feudalstaat sind Aufgaben als Minister für Wirtschaft und Ernährung sowie als Proviantmeister.

Funktion

Die Milz herrscht über Transport und Umwandlung: Die Milz nimmt zusammen mit dem Magen die Nahrung auf und trennt das „Nützliche" vom „Unnützen". Sie nimmt das „Nützliche" als Nahrungsessenz auf und leitet das „Unnütze" weiter an den Darm. Aus der Nahrungsessenz wird in der Milz Nahrungs-Gu-Qi produziert, das die Quelle für

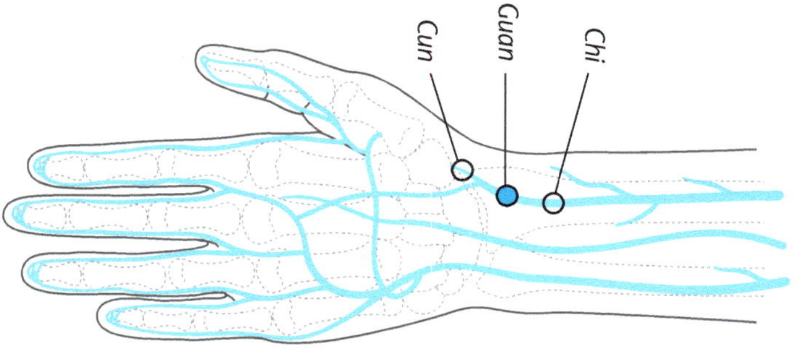

Abb. 2.4 Pulstaststelle von Milz und Magen

Qi und Blut bildet. So sorgt eine gesunde Milz für eine harmonische Umwandlung und Bewegung der Flüssigkeiten mit ausreichender Versorgung des Körpers mit Qi, Blut und Körperflüssigkeiten. Ist das Milz-Qi kräftig, hat der Mensch warme Hände und Füße, einen guten Tastsinn, keine peripheren Ödeme. Bei einer Schwächung der Milz ist dieser harmonische Ablauf gestört und es kommt zu Feuchtigskeits-/Nässe- und Schleimansammlungen sowie zu einem Mangel an Qi und Blut.

Die Milz hält das Blut in den Gefäßen: Die Milz verhindert ein unkontrolliertes Verlassen des Blutes-Xue aus den Gefäßen (Xue Mai). Ein Milz-Qi-Mangel führt zu Blutung (Petechien), Zahnfleischbluten, Nasenbluten, kleinen Blutbeimengungen in den Körpersekreten und Metorrhagien.

Die Milz hält die Organe an ihrem Platz: Die Milz kontrolliert das aufsteigende Qi und hat einen hebenden Effekt, indem sie die Organe an ihrem Platz hält und ein Absinken verhindert. Bei einem Milz-Qi- oder -Yang-Mangel kann es zu Organsenkungen kommen.

Die Milz beherrscht das Denken (Yi): Der Milz werden insbesondere das analytische Denken, Lernen, Einsicht, Konzentration und Vorstellungskraft zugeordnet. Bei einer guten Konstitution des Milz-Qi ist das Denken scharf, die Konzentration gut. Das Denken und das Gedächtnis werden aber vom Herzen beeinflusst.

Körpergewebe

Die Milz ernährt die Muskulatur (im Sinne von Muskel-„Fleisch"), das Fettgewebe und das Bindegewebe. Wenn die Milz gesund ist, sind Arme und Beine kräftig. Milz-Mangel-Syndrome können daher zu Muskelschwäche bis zur Muskelatrophie führen.

Öffner

Der der Milz zugeordnete Öffner ist der Mund und im weiteren Sinne auch die Lippen. Bei einer gesunden Milz-Funktion besteht ein sensibler Geschmackssinn. Rötungen, Blässe und Risse im Bereich von Lippen und Mund können als Störungen der Milz angesehen werden.

Emotion

Die der Milz zugeordnete Emotion sind „Si", was dem Grübeln, Sich-Sorgen entspricht, Nachdenklichkeit und Meditation. In krankhafter Form würde man darunter am ehesten die Depressivität (nach westlicher Vorstellung) verstehen.

Sekret

Das der Milz zugeordnete Sekret ist der Speichel.

Pathogener Klimafaktor: Feuchtigkeit und Nässe

Als pathogener Klimafaktor werden der Milz Feuchtigkeit und Nässe zugeordnet. Feuchtigkeit und Nässe greifen leicht die Milz an und blockieren ihr Qi. Dann kann das klare Qi im Sinne der Milz nicht mehr ausreichend aufsteigen, sondern sammelt sich an, wird trübe und sinkt nach unten und verursacht entsprechende Störungen. Feuchtigkeit und Nässe führen zu Ödemen, Übelkeit, weichen Stühlen, Diarrhö, Schleimretention und Müdigkeit.

Gekoppeltes Fu-Organ: Magen (Wei)

Funktion: Der Magen entspricht einem großen Kochtopf, in dem die Basis für das nachgeburtliche Qi aus Nahrung und Getränken zubereitet wird. Dies kann als ein Prozess des Fermentierens und Reifens angesehen werden. Die Nahrungsessenz wird zur Weiterverwertung als Prozess der Auftrennung und Extraktion an Milz und Dünndarm abgeleitet. Die Bewegungsrichtung des Qi des Magens ist dabei abwärts gerichtet. Bei Störungen im Bereich des Magens findet sich oft eine Richtungsumkehr des Magen-Qi mit Übelkeit, Reflux oder Erbrechen. Für seine Aufgabe des „Einkochens" braucht der Magen viel Flüssigkeit und reagiert daher empfindlich auf Trockenheit.

Beziehung Milz - Magen: Milz und Magen sind innerlich und äußerlich gekoppelt. Ihre Aufgaben sind eng miteinander verbunden und daher manchmal kaum zu trennen. Die Milz ist Yin, ihr Qi steigt auf; sie neigt zu Yang-Mangel und zu Kälte-Symptomen; sie liebt Trockenheit und leidet unter Feuchtigkeit; Milz-Qi-Mangel führt zu Diarrhö, sinkendes Milz-Qi zu Organprolaps.

Der Magen ist Yang, sein Qi steigt ab, er neigt zu Yin-Mangel und Hitze-Symptomen; er liebt Feuchtigkeit und leidet unter Trockenheit.

Lunge (Fei)

Die Lunge kontrolliert die Körperoberfläche (Haut und Körperbehaarung) und steht damit in direktem Kontakt zur Umwelt. Sie ist verantwortlich für die Immunabwehr (Abwehr-Wei-Qi) und einen großen Teil der Ausscheidungen. Die Entsprechung im Feudalstaat sind die Aufgaben eines Verwaltungsministers.

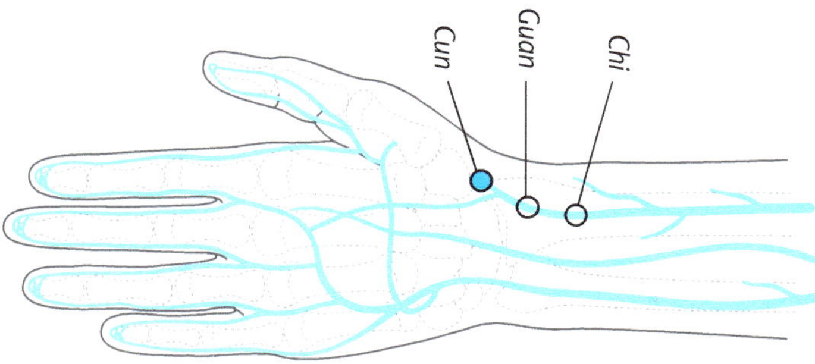

Abb. 2.5 Pulstaststelle von Lunge und Thorax

Funktion

Die Lunge dominiert das Qi, kontrolliert und regiert Atmung. Durch die Atmung nimmt die Lunge „reines" Qi (Qing Qi) aus der Atemluft und gibt „unreines" Qi (Zhuo Qi) an sie ab. Die Kontrolle der Atmung steht in enger Beziehung zum Sammel-Zong-Qi, an dessen Bildung die Lunge beteiligt ist. Das „reine" Qi der Luft verbindet sich mit dem Nahrungs-Gu-Qi aus der Milz zum Zong Qi. Die Lunge dominiert damit das Qi der Atmung und auch das Qi im ganzen Körper, da sie für seine Verteilung im Körper zuständig ist.

Die Lunge verteilt und führt herab: Die Lunge verteilt das Qi und die Körperflüssigkeiten Jin-Ye im ganzen Körper. Sie führt das Qi und die Körperflüssigkeiten nach unten. Daraus ergibt sich in diesem Punkt eine besondere Beziehung zur Niere, die die Aufgabe hat, das Qi zu empfangen.

Die Lunge reguliert die Wasserwege: Die „reinen" Anteile der Körperflüssigkeiten aus der Milz werden in der Lunge verdampft und im ganzen Körper verteilt. Überschüssige und „unreine" Flüssigkeiten werden von ihr hinab zur Niere geleitet und über die Blase ausgeschieden. Ist diese Funktion gestört, kann es zu Ödemen und Atemproblemen kommen. Die Lunge ist zusammen mit der Niere für den Wasserhaushalt zuständig.

Die Lunge beherbergt die Körperseele (Po): Die Lunge beherrscht den Instinkt und die vegetativen und autonomen Reaktionen.

Körpergewebe

Das dem Funktionskreis Lunge zugeordnete Körpergewebe ist die Körperoberfläche mit Haut, Poren, Schweißdrüsen und Körperbehaarung. Befindet sich das Lungen-Qi in Harmonie und freiem Fluss, ist die Haut rosig und glatt ohne Zeichen von Trockenheit oder

Verunreinigungen. Sie ist widerstandsfähig, heilt bei Verletzungen gut und schnell, öffnet und schließt ihre Poren regelrecht. Sie hat damit eine enge Verbindung zum Abwehr-Qi.

Öffner

Der Öffner der Lunge ist die Nase einschließlich der oberen Luftwege mit Nebenhöhlen und Kehlkopf. Ein gesundes Lungen-Qi sorgt für einen sensiblen Geruchssinn und eine klare Stimme mit guter Stimmbandfunktion. Bei Lungen-Qi-Mangel ist die Stimme leise oder Patient mag nicht sprechen. Beschwerden wie Rhinitis, Halsentzündungen etc. werden daher der Lunge zugeordnet.

Emotion

Die der Lunge zugeordnete Emotion ist Trauer, Traurigkeit und Kummer. Ein Übermaß an diesen Emotionen blockiert das Lungen-Qi und führt zu Atembeschwerden.

Sekret

Die der Lunge zugeordneten Sekrete sind die Sekrete der oberen Luftwege, z. B. das Nasensekret. Ihre Qualität und Quantität geben Auskunft über den Zustand der Lunge. Bei Lungenfunktionsstörungen kann es zu Sekretstau in der Nase und in den Nasennebenhöhlen kommen.

Pathogener Klimafaktor: Trockenheit

Als pathogener Klimafaktor ist dem Funktionskreis Lunge die Trockenheit zugeordnet. Allerdings schädigen auch andere Klimafaktoren wie Kälte, Wind und Hitze die Lunge (die Lunge als „zartes" Organ mit dem Kontakt nach außen über die Körperoberfläche). Die Trockenheit bewirkt, dass die Lungen vermehrt angreifbar sind durch äußere Faktoren, z. B. der Zusammenhang zwischen trockener Heizungsluft im Winter Erkältungskrankheiten.

Gekoppeltes Fu-Organ: Dickdarm (Dachang)

Funktion: Der Dickdarm empfängt die flüssigen und festen Bestandteile des „Trüben" und scheidet sich mit dem Stuhl aus.

Beziehung Lunge - Dickdarm: Innerlich-äußerliche Koppelung. Sie sind beide wichtige Eliminationsorgane. Das absteigende Lungen-Qi unterstützt den Dickdarm bei der Defäkation. Die Störungen in diesem System können zur Obstipation, aber auch zu Atemproblemen führen.

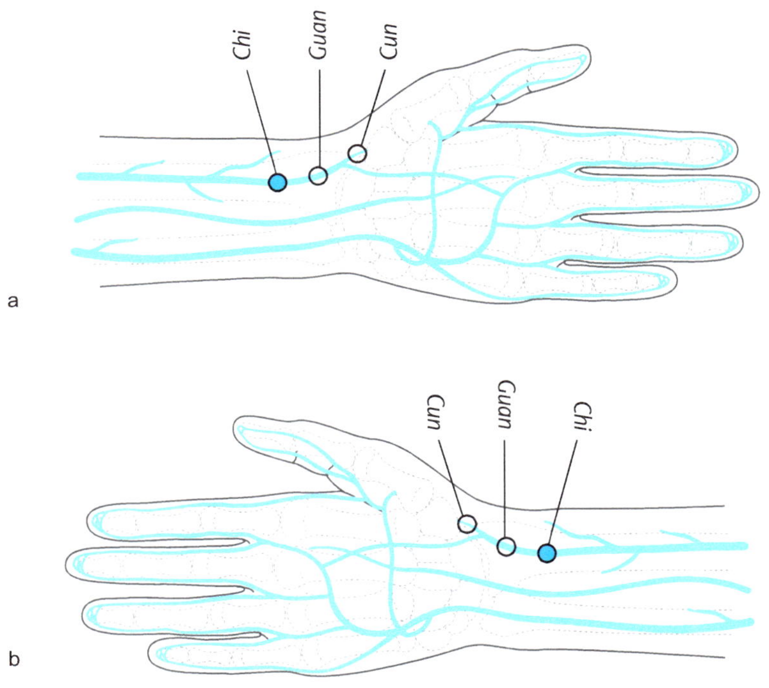

Abb. 2.6 Pulstaststelle von Nieren-Yin und unterem Abdomen (a) sowie von Nieren-Yang und unterem Abdomen

Niere (Shen)

Die Niere ist Wurzel des Lebens und Bewahrerin der vorgeburtlichen Essenz-Jing.

Funktion

Die Niere speichert die Essenz, dominiert Entwicklung, Reproduktion und Altern: Die Essenz Jing ist die Grundlage der Entstehung Reifung von Eizellen bzw. Spermien. Bei einer Nieren-Schwäche kommt es zu Amenorrhö, Sterilität, Impotenz und Schwangerschaftsproblemen.

Die Niere regiert Wasser: Die Niere funktioniert wie ein Drainagesystem im unteren der San Jiao und regiert über die gesamte Produktion und Bewegung der Körperflüssigkeiten. Sie sammelt die Flüssigkeiten aus Darm, Lunge und Milz. Sie verdampft „klare" Flüssigkeit wieder zurück, leitet sie zur Lunge hinauf und leitet „trübe" und überschüssige Flüssigkeiten an die Blase zur Ausscheidung weiter.

Die Niere empfängt das Qi: In dieser Funktion hilft sie der Lunge in ihrer Respirationsfunktion, indem sie das von der Lunge herabgeführte Qi in Empfang nimmt und „festhält". Eine gleichmäßige Atmung ist also auch abhängig von dieser Nieren-Funktion. Ist diese gestört, steigt das Qi wieder nach oben und führt zu Atembeschwerden.

Die Niere regiert die Willenskraft (Durchhaltewillen Zhi): Willenskraft ist in diesem Zusammenhang der Durchhaltewillen. Eine chronische Überarbeitung kann Nierenstörungen auslösen, wobei physische Überarbeitung eher das Nieren-Yang, geistige Überarbeitung eher das Nieren-Yin schwächen soll.

Körpergewebe

Der Niere als Körpergewebe zugeordnet werden das Mark, die Knochen und das Kopfhaar. Pathologische Zeichen sind Erkrankungen im Bereich des Gebisses, des Skelettsystems und viele neurologische Störungen sowie auch frühzeitiges Ergrauen des Kopfhaares. Haarausfall oder dünnes, sprödes Haar sind Zeichen eines Nieren-Mangel-Syndroms.

Öffner

Die der Niere zugeordneten Öffner sind die Ohren. Otitiden, Gehörprobleme, Ohrgeräusche und Gleichgewichtsstörungen können über die Nieren behandelt werden. Darüber hinaus kontrahiert die Niere die unteren Körperöffnungen und reguliert übergeordnet die Blasen- und Darmentleerung sowie den Samenerguss beim Mann.

Emotion

Die dem Funktionskreis Niere zugeordnete Emotionen sind Angst und Schrecken (Erschrecken). Bei einer Nieren-Schwäche zeigen sich häufig Angstgefühle und mangelndes Selbstvertrauen.

Sekret

Das der Niere zugeordnete Sekret ist der Urin. Menge, Geruch und Farbe des Urins und Häufigkeit des Harnflusses geben Aufschluss über den Zustand der Nieren.

Pathogener Klimafaktor: Kälte

Als pathogener Klimafaktor wird der Niere die Kälte zugeordnet. Ebenso kann aber auch Trockenheit und Hitze (außen wie innen) die Niere schädigen, da sie die Körperflüssigkeiten verbrauchen.

Gekoppeltes Fu-Organ: Harnblase (Pang Guang)

Funktion: Die Blase nimmt die „trüben" Flüssigkeiten aus Dünndarm und Niere auf, scheidet sie als Urin aus und hält die unteren Wasserwege frei und offen (pathologische Syndrome). Ihre Funktion ist abhängig von der Unterstützung durch das Nieren-Yang.

Beziehung Niere – Harnblase: Innerliche und äußerlich Koppelung. Die Blase kann als Yang-Aspekt der Niere betrachtet werden und ist abhängig von einem starken Mingmen-Feuer (Nieren-Yang-Qi)

San Jiao

Meist übersetzt als Dreifacher Erwärmer, Dreifacher Renner, Dreierwärmer; entspricht keiner spezifischen Organstruktur, sondern einer Funktion.

San Jiao als Fu-Organ (Yang)

Dem Aufgabenbereich des San Jiao entspricht im Feudalstaat am ehesten der Beamte für Bewässerung und Kontrolle der Wasserwege. Der San Jiao nimmt die Körperflüssigkeiten auf, transportiert und transformiert sie und scheidet Abfälle aus. Er hat eine Koordinationsfunktion im Metabolismus sowie bei der Bewegung der Körperflüssigkeiten und des Qi.

San Jiao als Dreiteilung des Körpers

In dieser Vorstellung entspricht der San Jiao einem großen Gefäß, welches alle inneren Organe enthält und untereinander in ihrer Funktion koordiniert.

Oberer der San Jiao (Herz- und Lungenstellen, ➤ Abb. 2.7): Der obere der San Jiao liegt oberhalb des Zwerchfells. Er enthält das Herz und die Lunge und verteilt Flüssigkeiten in Form von feinem Dampf im ganzen Körper, um ihn zu befeuchten.

Mittlerer der San Jiao (Leber- und Milzstellen, ➤ Abb. 2.8): Der mittlere San Jiao liegt zwischen Zwerchfell und Bauchnabel, enthält den Magen und die Milz. Hier wird die Nahrung aufgenommen und der San Jiao verteilt sie als Nahrungsessenz im gesamten Körper. Hier hat er den Charakter eines „großen Kochtopfs".

Unterer der San Jiao (Nierenstellen, ➤ Abb. 2.8): Der untere der San Jiao liegt unterhalb des Bauchnabels. Er enthält Dünndarm und Dickdarm, die Nieren und die Harnblase. Die Leber wird physiologisch ebenfalls dazu gerechnet. Seine Funktion in diesem Bereich ist die Trennung „klar" von „unklar", „Nützlichem" von „Unnützem" und hier

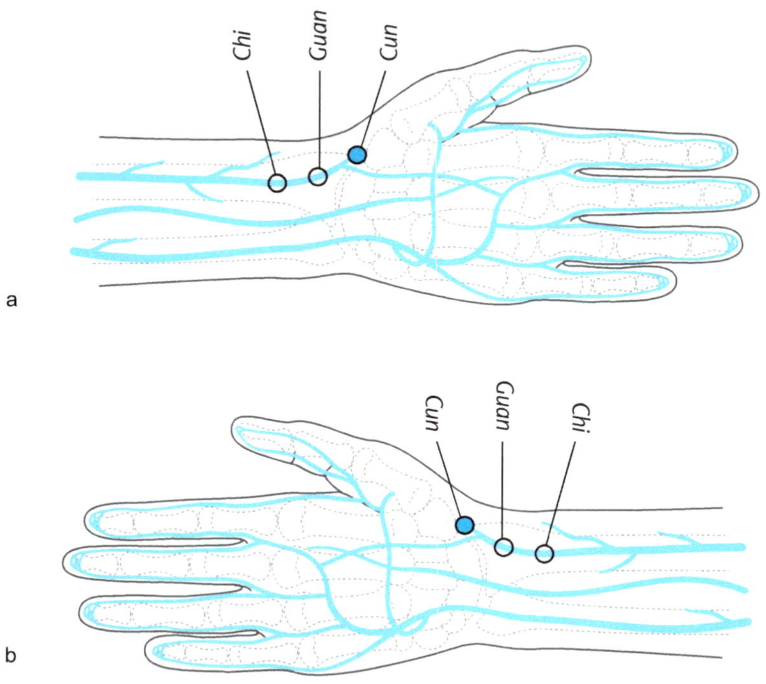

Abb. 2.7 Pulstaststelle des oberen der San Jiao und Herz und Thorax (a) sowie Lunge und Thorax (b)

werden die Abfälle über die Blase und den Dickdarm ausgeschieden. Hier entspricht er der „Kläranlage des Körpers".

San Jiao als Straße des Yuan-Qi

Über das Wegenetz des San Jiao wird es dem Ursprungs-Yuan-Qi ermöglicht, durch den Körper zu den anderen Organen und an die Körperoberfläche in die Meridiane zu gelangen.

2.3.2 Außerordentliche Fu-Organe (Qi Heng Zhi Fu)

Die sechs außerordentlichen Fu-Organe haben sowohl Yin-Charakter, d. h. sie speichern Essenz, als auch Yang-Charakter: sie sind hohl. Es sind dies Uterus, Gehirn, Mark, Knochen, Blutgefäße (Xue Mai) und Gallenblase (Gan).

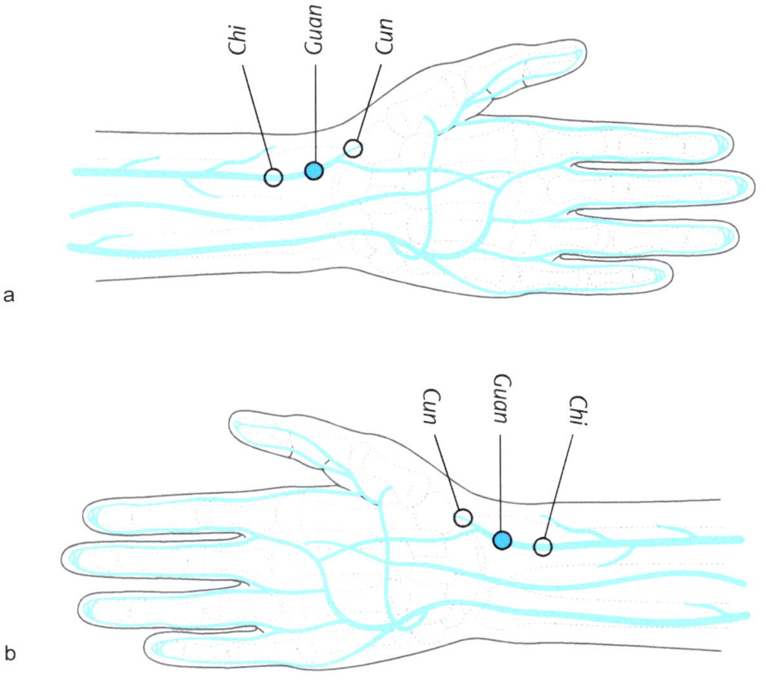

Abb. 2.8 Pulstaststelle des mittleren der San Jiao und Leber, Gallenblase und Zwerchfell (a) sowie Milz und Magen (b)

2.4 Substanztheorie

2.4.1 Qi

Das Schriftzeichen für Qi setzt sich zusammen aus dem Zeichen für „Dampf“ und „Reis“. Qi ist zugleich Masse (Reis) und Energie (Dampf) (➤ Abb. 2.8). Alle Lebensformen sind Ausdruck von Qi in verschiedenen Stufen der Materialisierung. So sind die Körperstrukturen eine sehr feste, materielle, der Geist-Shen eine sehr immaterielle Erscheinungsform. Qi ist die Grundlage aller Substanzen: Blut Xue, Körperflüssigkeiten Jin-Ye, Essenz Jing und Geist Shen. Die Wurzel des Körper-Qi liegt im Mingmen, dem Yang-Aspekt der Nieren.

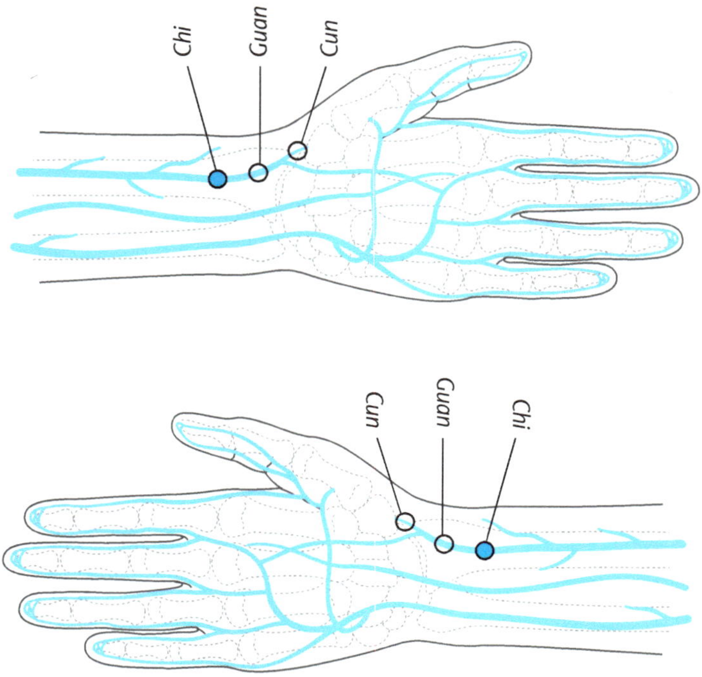

Abb. 2.9 Pulstaststelle des unteren der San Jiao und Nieren-Yin und unteren Abdomens (a) sowie Nieren-Yang und unteren Abdomens (b)

Formen des Qi

氣

Abb. 2.10 Schriftzeichen Qi

Ursprungs-Yuan-Qi: Gehört zum vorgeburtlichen oder Vorhimmels-Qi, ist eine dynamische Form der Essen-Jing, entsteht zwischen den beiden Nieren und wird ständig durch das nachgeburtliche Qi (Nähr-Ying-Qi) ergänzt. Durch die Transportfunktion des San Jiao zirkuliert es im ganzen Körper und tritt an den Ursprungs-Yuan-Punkten aus dem Meridian aus. Enger Bezug zum Mingmen, erwärmt und aktiviert mit diesem alle Organe und fördert die Entwicklung und das Wachstum des ganzen Körpers.

Nahrungs-Gu-Qi: Entsteht in der Milz und entsprich dem ersten Zwischenergebnis bei der Nahrungsaufbereitung. Grundlage für das nachgeburtliche Qi (Nähr-Ying-Qi).

Sammel-Zong-Qi (= Brust-Qi; oft auch Atmungs-Qi, Thorax-Xiong-Qi oder Großes Da-Qi): Befindet sich im Thorax, v. a. hinter dem Punkt Danzhong (Ren 17) und wird in der Lunge aus Qing-Qi (aus der Atemluft) und Nahrungs-Gu-Qi aus der Milz gebildet. Es unterstützt Respiration und Stimmfunktionen (Lautstärke), hilft Herz und Lunge bei der Verteilung von Qi und Blut.

Klares Qing-Qi (= „klares" Qi): Aus der Natur, das bei der Atmung von der Lunge aufgenommen wird.

Echtes Zhen-Qi: Ist das letzte Glied in der Aufbereitung von Nahrungs-Gu-Qi, Essenz-Jing und Atemluft in der Lunge. Zwei Formen:

- Abwehr-Wei-Qi: Wird von der Lunge an der Körperoberfläche außerhalb der Meridiane zirkuliert und schützt den Körper vor äußeren Einflüssen, indem es die Hautporen öffnet und schließt sowie die Sekretion von Schweiß und damit die Körpertemperatur regelt.
- Nähr-Ying-Qi: Kennzeichnet eine essenzielle Substanz, die eng mit dem Blut verknüpft ist (wird manchmal synonym gebraucht), und zirkuliert mit ihm in den Blutgefäßen (Xue Mai), aber auch in den Meridianen (Leitbahnen, Jing Luo). Es ernährt den Körper und kann in Blut umgewandelt werden.

Meridian-Jingluo-Qi: Zirkuliert in den Meridianen, entspricht den Meridianfunktionen und den in den Meridianen fließenden Nährstoffen.

Aufrechtes Zhong-Qi: Keine eigene Qi-Form, sondern ein Sammelbegriff für die Schutzfunktion der Qi-Formen gegenüber dem Angriff äußerer pathogener Faktoren (Xie Qi) im Sinne eines „antipathogenen Qi" oder der Abwehrkraft des Körpers.

Funktionen des Qi

Transportieren: Bewegt die Nahrung durch den Verdauungstrakt, Blut durch die Gefäße, Flüssigkeiten durch den Körper.

Transformieren: Wandelt Essenz-Jing, Qi, Körperflüssigkeiten und Blut-Xue ineinander um; unterstützt Zang-Fu-Organe, die aus den Körperflüssigkeiten Dampf, Schleim und Urin transformieren.

Kontrollieren: Hält das Blut in den Gefäßen und kontrolliert Schwitzen, Wasserlassen und Stuhlgang.

Schützen: Schützt den Körper an der Oberfläche vor exogenen pathogenen Faktoren.

Erwärmen: Erwärmt den Körper und lässt die Organe funktionieren.

Ernähren: Ernährt den Körper (Nähr-Ying-Qi).

2.4.2 Blut-Xue

Blut-Xue ist die materielle Form von Qi und ist nicht gleichzusetzen mit Blut im westlich-medizinischen Sinn. Es ist ein Yin-Aspekt des Körpers und bildet die materielle Basis von Geist-Shen.

Funktion: Ernährt und befeuchtet den Körper.

Bildung: Aus dem Nähr-Ying-Qi und den Körperflüssigkeiten, Essenz-Jing (nachgeburtliche Essenz) und Blut-Xue wandeln sich ineinander um.

Regulation: Wird vom Herzen dominiert, durch das Herz-Qi in den Blutgefäßen zirkuliert (hier wirkt auch die Lunge mit), durch das Milz-Qi kontrolliert (hält es in den Blutgefäßen) und durch die Leber gespeichert (reguliert das Blutvolumen).

2.4.3 Körperflüssigkeiten Jin-Ye

Jin-Ye, die Körperflüssigkeiten, umfasst alle Sekrete, Inkrete und Exkrete des Körpers. Es werden klare und dünne Flüssigkeiten und dickflüssige, trübe Flüssigkeiten unterschieden.

Bildung: Aus Nähr-Qing-Qi.

Regulation: Verteilung und Exkretion der Körperflüssigkeiten sind abhängig von Milz (Bildung), Lunge (dominiert Verteilung und Herabführung, reguliert die Wasserpassage), Niere (trennt „klare“ von „trüben“ Flüssigkeiten, schickt die „klaren“ zur Lunge hinauf und scheidet die „trüben“ über die Blase aus) und dem San Jiao (Wasserwegenetz).

Formen:
- Jin: Dünnflüssige, klare Anteile, zirkulieren mit dem Abwehr-Wei-Qi an der Körperoberfläche, ernähren und befeuchten dort Haut und Muskulatur. Sie helfen, das Blut zu verdünnen. Beispiele: Tränen, Speichel, Schweiß und Schleimsekretion.
- Ye: Dickflüssige, trübe Anteile zirkulieren mit dem Nähr-Ying-Qi im Körperinneren, bewegen sich langsam. Sie befeuchten die inneren Organe, Gelenke, Marksubstanz und Sinnesorgane. Beispiele: Pankreassekret, Gelenkflüssigkeit und Liquor.

2.4.4 Beziehungen zwischen Qi, Blut und Körperflüssigkeiten

Qi und Blut-Xue: Qi bildet, erwärmt, bewegt und kontrolliert Blut. Blut hingegen ist die Mutter des Qi, sein Ernährer und Träger. Qi gehört zum Yang-, Blut zum Yin-Aspekt des Körpers.

Qi und Körperflüssigkeiten: Qi kontrolliert Verteilung und Elimination der Körperflüssigkeiten, die wie Blut dem Yin-Aspekt des Körpers angehören. Zugleich sind Körperflüssigkeiten Träger verschiedener Ausdrucksformen von Qi. Beispiele: Mit Schweiß zirkuliert das Abwehr-Wei-Qi; bei unkontrolliertem Schwitzen vermindert sich das Abwehr-Wei-Qi.

Blut-Xue und Körperflüssigkeiten: Blut-Xue und Körperflüssigkeiten sind in vielen Aspekten nicht von einander zu trennen. Zum einen helfen die Körperflüssigkeiten, das Blut zu verdünnen, zum anderen ernährt das Blut dieselben. Beide gehören dem Yin-Aspekt des Körpers an. Mangel des einen führt auf Dauer zwingend zum Mangel des anderen.

KAPITEL

3 Physiologie des Pulses

3.1 Zusammenhang von Qi, Blut und Puls

3.1.1 Qi

Bedeutung von *Qi*

Unter *Qi* versteht man die immaterielle Lebensenergie (z.B. Atmungs-*Qi*, Nahrungs-*Qi* – von innen) und alle für das Leben notwendigen materiellen Substanzen (Sauerstoff, Nahrung – von außen). *Qi* ist zuständig für die Aufrechterhaltung des Energieflusses in den Leitbahnen (z.B. Herz-*Qi*, Lungen-*Qi* etc.) und die Erhaltung der physiologischen Funktionen der Organe.

Ursprung von *Qi*

Es gibt zwei Arten von *Qi*:

- das angeborene *Qi* aus der Niere = Erb-*Qi* (*Yuan-Qi*)
- das „nachgeborene" *Qi* aus Milz (Nahrungs-*Qi*) und Lunge (Atmungs-*Qi*, klares *Qi*)

Funktionen des *Qi*

Qi ist der „Motor" des Menschen und ist zuständig für seine physiologische, geistige und körperliche Entwicklung. Es ist zuständig für Bildung und Transport des Blutes und für den Stoffwechsel von Körpersäften und sorgt somit für Wachstum und Regeneration von Organen und Geweben. So kann es z.B. bei Störungen der Transportfunktion zu Blut-Stagnation kommen, bei Störungen des Milz-*Qi* zu Schleim-Bildung (z.B. M. Menière, Gelenkschmerzen, Verdauungsstörungen), bei Störungen des Lungen-*Qi* zu Feuchtigkeitsansammlung (z.B. Ödeme).

Weitere Funktionen sind:

- *Qi* ist auch das „Kraftwerk" des Körpers und versorgt den Körper mit Wärme und hält die Körpertemperatur konstant.
- *Qi* ist weiterhin für die Körperabwehr zuständig *(Wei-Qi)* und damit für die Bekämpfung und Vertreibung pathogener Faktoren aus dem Körper.

- *Qi* hat die Aufgabe, die flüssigen Substanzen zu kontrollieren (regieren) und festzuhalten. Es kontrolliert den Blutfluss in den Blutgefäßen und die Sekretion der Körpersäfte (Schweiß, Urin, Speichel etc.) und schützt vor deren Verlust.
- *Qi* kontrolliert und speichert Samenflüssigkeit und schützt vor deren Verlust.
- *Qi* verhindert eine Organsenkung (Magen, Uterus, Rektum).
- *Qi* sorgt für die Entfernung von Schlacken aus dem Körper (Stuhl, Urin, Schweiß).

Bewegungsformen des *Qi*

Qi hat vier Ausbreitungsrichtungen, die physiologische und auch pathologische Bedeutung haben können:

- *Qi* steigt auf
- *Qi* sinkt ab
- *Qi* kann von außen aufgenommen werden
- *Qi* kann nach außen abgegeben werden.

Beispiele hierfür sind:

- Das Milz-*Qi* steigt auf und hält die Organe an ihrem Platz (Pathologie: bei Absinken des Milz-*Qi* kommt es zu Ödemen, Organprolaps etc.).
- Das Magen-*Qi* steigt ab und sorgt für die Verdauung des Speisebreis (Pathologie: bei Aufsteigen des Magen-*Qi* kommt es zu Aufstoßen, Übelkeit, Erbrechen).
- Das Lungen-*Qi* hat ebenfalls eine absteigende Ausbreitungsrichtung (Pathologie: Husten, Asthma).

Hauptformen des Qi (> Abb. 3.1)

Ursprungs-*Qi*	*Yuan-Qi*	aus der Niere
Thorax-*Qi*, Atmungs-*Qi*, reines *Qi*	*Zong-Qi*	aus der Lunge
Nahrungs-*Qi*	*Ying-Qi*	aus der Milz
Abwehr-*Qi*	*Wei-Qi*	aus Lunge und Milz

Qi wird dem Yang zugeordnet, hat aber – wie alles im Leben – auch einen *Yin*-Aspekt. Deshalb spricht man beim *Ying-Qi* vom „*Yin-Qi* im *Yang*“ und beim *Wei-Qi* vom „*Yang-Qi* im *Yang*“.

3.1.2 Einfluss von Qi auf Blut und Puls

Das chinesische Wort für Puls „*Mai*“ bedeutet „Weg“, der Weg, auf dem *Qi* und Blut fließen und sich im Körper fortbewegen, d.h. die Blutgefäße und auch die Leitbahnen. Die Bewegung von *Qi* und Blut ist mit dem Pulsschlag spürbar (Sphygmus). Der Puls-

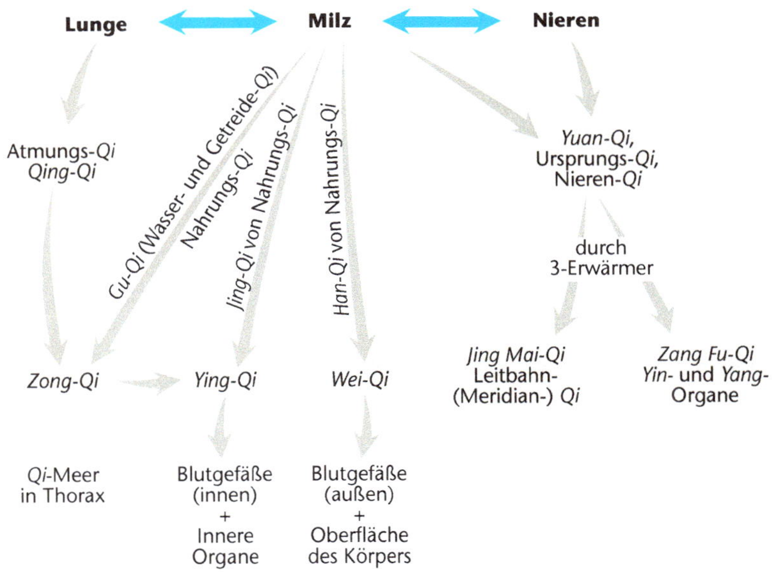

Abb. 3.1 Die Formen des *Qi*

schlag ist eng verbunden mit der Atmung und damit mit *Qi*, da die Lungen für das *Qi* zuständig sind.

Das Pulsbild, das mit den Fingerspitzen tastbar ist, heißt „*Mai Xiang*" und gibt Auskunft über Frequenz, Rhythmus, Füllungszustand, Ebenmäßigkeit und Amplitude des Pulses.

Dass *Qi* und Blut durch Leitbahnen *(Jing Mai)* und Blutgefäße *(Mai)* fließen können (und damit ein Puls zu fühlen ist), hängt von zwei Faktoren ab:

- Herz und Blutgefäße sind mit einander verbunden. Sie bilden eine funktionelle Einheit, den Kreislauf. Das Herz regiert Blut und Blutgefäße.
- Herz-*Qi* ist die Kraft des Blutflusses, mit der das Blut in den Gefäßen fließt. Eine wichtige Rolle spielen ebenfalls Volumen und Qualität des Blutes. Herz-*Qi* und Blut beeinflussen sich gegenseitig, sind von einander abhängig: Durch den Herzschlag entsteht der Puls, der mit den Fingern gefühlt werden kann."

Der Puls ist jedoch nicht nur von der Beschaffenheit und Qualität von Blut und Blutgefäßen abhängig, sondern auch von der Aktivität der *Yin*- und *Yang*-Organe.

- Ursprung des *Qi* ist die Lunge (Atmungs-*Qi*).
- Die Bildung des Blutes erfolgt über das Nahrungs-*Qi*.
- Der Blutfluss wird durch die Herzaktivität in Gang gehalten.
- Die Milz kontrolliert das Blut.
- Die Leber speichert das Blut.

- All diese Funktionen werden durch das Lungen-*Qi* reguliert und eingestellt, was garantiert, dass das Blut im Körper fließt und die *Yin*- und *Yang*-Organe ernährt werden.
- Als *Yin*-Essenz wird Blut auch in der Niere gespeichert.
- Das *Qi* des mittleren San Jiaos wird durch die Wärme der Nieren in Blut umgewandelt. Die Essenzen nähren und ergänzen Blut und Blutgefäße und beeinflussen damit die Pulsqualität.

Das Pulsbild gibt damit Auskunft über krankhafte Veränderungen in allen genannten Bereichen des *Qi* und des Blutes.

3.2 Die klinische Bedeutung der Pulsdiagnose

Der Puls ist abhängig von der Funktion der *Yin*- und *Yang*-Organe und von *Qi* und Blut. Bei Störungen in einem dieser Bereiche werden auch *Qi*- und Blut-Fluss beeinträchtigt sein. Eine Änderung der Pulsqualität stellt eine Reaktion auf eine Krankheit dar. Durch Untersuchung des Pulses kann also eine Krankheit beurteilt werden:

- Die Einschätzung der Abwehrkraft gegen pathologische Faktoren ist sehr kompliziert. Mit Hilfe des Pulsbildes kann unterschieden werden, ob eine Krankheit an der Oberfläche ist **(oberflächlicher Puls)** oder in der Tiefe **(tiefer Puls)**.
- Handelt es sich bei einem Patienten um eine Hitze-Krankheit ist sein Puls **schnell**, handelt es sich um eine Kälte-Krankheit ist sein Puls **langsam**.
- Im Verlauf einer Krankheit kommt es zu einem „Kampf" zwischen der Abwehrkraft und den pathologischen Faktoren. Der Puls ist dann entweder voll oder leer. Der **leere** oder **kraftlose Puls** zeigt an, dass der Patient eine Leere-Krankheit aufgrund einer Abwehrschwäche hat. Der **volle** oder **kräftige Puls** zeigt an, dass bei dem Patienten mehrere pathologische Faktoren vorliegen („Kampf zwischen schlechtem und gutem *Qi*, d.h. *Xie-Qi* und *Zheng-Qi*").

Die Pulsdiagnose erlaubt auch eine prognostische Aussage für den Patienten:

- Nach längerer Behandlung eines Patienten wird sein Puls **träge** und **mild**, d.h. das Magen-*Qi* kommt langsam wieder, die Krankheit geht – es ist ein gutes Zeichen.
- Bei chronischen Krankheiten, aber auch bei *Yin*-Mangel, Blutung oder Diarrhö wird das *Qi* schwach. Der Patient hat einen **überflutenden Puls**, was bedeutet, dass er sich in einem kritischen Zustand befindet, weil die pathologischen Faktoren zu stark sind.
- Geht das Fieber im Verlauf einer Erkältungskrankheit zurück, dann wird der Puls **mild** und **gemächlich**, was ein Zeichen dafür ist, dass der Patient bald wieder gesund sein wird.
- Wird der Puls **schneller (rasender Puls)** und zeigt der Patient Zeichen von Unruhe, dann ist das ein Hinweis dafür, dass sein Zustand kritisch ist.

Die Beziehung zwischen Krankheit und Puls kann jedoch in manchen Fällen sehr kompliziert sein. Normalerweise stimmen Krankheitsbild (Syndrom) des Patienten und sein Puls überein. Ist dies nicht der Fall, dann gilt das Behandlungsprinzip *„She Zhen Cong Mai"*, d.h. die Diagnose wird eher nach dem Pulszustand als nach den Symptomen und Krankheitszeichen gestellt. In manchen Fällen kann das Behandlungsprinzip jedoch auch *„She Mai Cong Zhen"* lauten, d.h. die Diagnose wird eher nach den Symptomen und Krankheitszeichen gestellt als nach dem Pulszustand. Dies gilt v.a. für akute und komplizierte Krankheitsfälle.

In komplizierten Krankheitsfällen sollte die Diagnose auf der Basis der vier diagnostischen Methoden gestellt werden.

3.3 Faktoren, die den Puls beeinflussen

Äußere Faktoren

Pulsänderungen in den verschiedenen Jahreszeiten

Zwischen der Natur und der physiologischen Aktivität des Menschen gibt es enge Beziehungen. Alle Veränderungen in der Natur, wie z.B. Temperatur, Feuchtigkeit oder Jahreszeitenwechsel können die physiologischen Funktionen des Menschen beeinflussen und daher natürlich auch seinen Puls. Im „Inneren Klassiker des Gelben Kaisers" steht im Kapitel „Pulsfühlen nach den vier Jahreszeiten":

„Der Puls ist im Frühling etwas saitenförmig, schlüpfrig und lang; im Sommer etwas überflutend und groß; im Herbst etwas oberflächlich und im Winter etwas tief und stark."

Pulsänderungen in verschiedenen geographischen Lagen

China ist ein riesengroßes Land, das verschiedene klimatische Zonen umspannt, die Einfluss auf den Puls eines Menschen haben. Im Buch „32 Erläuterungen zur Pulsdiagnose" steht:

„Wo auch immer der Mensch lebt, sein Puls ist unterschiedlich, weil das Klima unterschiedlich ist. In Ostchina ist das Klima mild – der Puls der Menschen dort ist mild, träge und gemächlich. In Südchina ist es sehr heiß – der Puls der Menschen dort ist groß. In Westchina ist es bergig und in hochgelegenen Gebieten ist es kühl – der Puls der Menschen dort ist gespannt. In Nordchina ist es sehr kalt – der Puls der Menschen dort ist füllig und voll. In Süd-Ost-China ist es feucht – der Puls der Menschen dort ist weich und mild."

Pulsänderungen zu den verschiedenen Tageszeiten

Im Werk „Der Innere Klassiker des gelben Kaisers“ steht:

„Ein Tag – vier Zeiten: Morgens früh ist Frühling, am Mittag ist Sommer, am Nachmittag ist Herbst, um Mitternacht ist Winter.“

Auch Krankheiten stehen unter dem Einfluss der Tageszeiten und entsprechend unterschiedlich sind die Pulse der Patienten. Diese Faktoren müssen Diagnostiker und Therapeuten berücksichtigen (s.a. ➤ Kap. 3).

Innere Faktoren

Geist, psychischer Zustand und Puls

Die sieben pathogenen seelischen Faktoren sind (übermäßige) Freude, Wut, Sorge, Grübeln, Trauer (Kummer), Angst und Schrecken. Sie können der Gesundheit schaden und damit auch den Puls beeinflussen. Dies stand bereits vor mehr als 2200 Jahren im Werk „Der Innere Klassiker des gelben Kaisers“ geschrieben.

- Die übermäßige Freude schadet dem Herzen: Der Puls ist mild und gemächlich.
- Die Wut schadet der Leber: Der Puls ist gespannt und schnell.
- Angst schadet der Niere: Der Puls ist tief.
- Trauer (Kummer) schadet der Lunge: Der Puls ist kurz.
- Schrecken schadet dem *Qi* und stört seinen Fluss: Der Puls ist beweglich.
- Sorge und Grübeln schaden der Milz: Der Puls ist schlüpfrig.

Ernährung und Puls

Essen und Geschmacksempfindung können den Puls stark beeinflussen, so ist der Puls z.B. nach Alkoholgenuss schneller als normal.

- Nach der Mahlzeit ist der Puls groß, langsam und kräftig.
- Bei Hunger ist er schwach.
- Bei Verdauungsstörungen ist er voll und schlüpfrig.
- Scharfes Essen macht den Puls schnell.

Vor der Pulstastung muss der Therapeut danach fragen, was der Patient zuvor gegessen hat (z.B. Chili, Pfeffer etc.) und wie sein Geschmacksempfinden ist.

Arbeit, Erholung und Puls

Der Puls wird direkt beeinflusst durch körperliche und geistige Arbeit:

- Geht ein Mensch schneller, wird auch sein Puls schneller.
- Ein hektisch arbeitender Mensch hat einen überflutenden Puls.
- Ein Mensch, der überwiegend nicht-körperliche Arbeit ausübt, hat einen tiefen Puls.
- Ein geistig arbeitender Mensch hat einen schwachen Puls.
- Ein körperlich arbeitender Mensch hat einen vollen Puls.

Konstitution und Puls

Auch das Körpergewicht übt einen Einfluss auf den Puls aus:

- Ein korpulenter Mensch hat mehr Körperfett und dickere Muskeln: Der Puls ist schwer zu fühlen, meist ist er tief.
- Ein magerer Mensch hat wenig Fett, wenig Muskelgewebe und eine dünne Haut: Der Puls ist leicht zu spüren, meist ist er oberflächlich.

KAPITEL

4 Durchführung der Pulsdiagnose

4.1 Voraussetzungen für die Pulsdiagnose

Innere Voraussetzungen beim Untersucher

Während der Pulsdiagnose sollte der Untersucher „*Shen*" haben.

- *Shen* ist ein Geisteszustand, ist Lebensaktivität, Bewusstsein, Gedanken, Konzentration. Der Untersucher muss *Shen* sammeln, um es regulieren zu können. Ohne *Shen* gelingt das Pulsfühlen nicht vollkommen; mit *Shen* kann sich der Untersucher besser konzentrieren.
- Das für *Shen* und unser Verhalten bzw. Benehmen zuständige Organ ist das Herz. Der Untersucher darf während des Pulsfühlens nicht über unpassende oder unangemessene Themen sprechen und mit dem Patienten keinen Scherz oder Spaß machen. Er soll nicht nach links und rechts schauen, sondern sich konzentrieren. In China gelten Ärzte, die sich nicht an diese Regeln halten, als „Scharlatane". Ein mit diesem Verhalten gestellte Diagnose ist auch unseriös und unzuverlässig. Darüber hinaus kann unangemessenes Verhalten den psychischen Zustand beeinflussen und bei dem Patienten negative Gedanken hervorrufen.
- Der Untersucher soll ein „leeres und ruhiges Herz" haben und die Pulsdiagnose braucht eine ruhige Arbeitsumgebung. „Leeres Herz" heißt in diesem Zusammenhang, dass der Untersucher nicht mit Vorurteilen an den Patienten herantritt. Hat ein Patient z.B. ein rotes Gesicht und ist unruhig, dann denkt der Untersucher u.U. sofort an ein Fülle- und Hitze-Syndrom bei diesem Patienten und erwartet einen vollen und schnellen Puls. Es ist aber durchaus möglich, dass dieser Patient ein anderes Pulsbild hat. „Ruhe" bei der Pulsdiagnose bedeutet:
  - Ruhige Arbeitsbedingungen: Der Untersuchungsraum muss Ruhe ausstrahlen; Geräusche von außen (laute Musik, Baustellenlärm) sollten die Konzentration des Untersuchers und auch den Patienten nicht beeinträchtigen.
  - Der Untersucher sollte ein „ruhiges Herz" haben: Ist der Untersucher unkonzentriert, unruhig oder aufgeregt, kann eine falsche Diagnose entstehen. Wenn er selbst ruhig ist, werden ihn Einflüsse von außen nicht so leicht ablenken können.

In China sagt man:

Ein leeres Herz macht die Pulsdiagnose genauer.
Ein ruhiges Herz macht sie feiner.
Ein leeres und ruhiges Herz fördert das Feingefühl der Finger des Untersuchers.

- Regulation von Atemzug und *Shen*: Der schnelle Puls *(Shuo Mai)* hat mehr als fünf Pulsschläge pro Atemzug; der langsame Puls *(Chi Mai)* weniger als vier Schläge. Bei der Pulsdiagnose spielt die Häufigkeit der Atemzüge des Untersuchers ebenfalls eine wichtige Rolle, weil diese als Standard dienen. Ist die Häufigkeit der Atemzüge beim Untersucher verändert, wirkt sich dies auf die Beurteilung des Pulses des Patienten aus. Vor dem Pulsfühlen muss der Untersucher also Atmung, *Qi* und *Shen* regulieren. Van Nghi schreibt dazu:

„Das Prinzip der Pulsuntersuchung besteht darin, die Atmung eines Gesunden mit den Pulsschlägen des Kranken zu vergleichen. Daher muss der Arzt während der Untersuchung selbst ruhig atmen, um die Anzahl der Pulsschläge seines Patienten beurteilen zu können." (s. Hoang Ti Nei King S. Quenn)

Vor der Untersuchung des Pulses ist also auf folgende vier Faktoren zu achten:
- *Shen* sammeln
- Verhalten und Benehmen kontrollieren
- „leeres und ruhiges Herz" bewahren
- Atemzug und *Shen* regulieren.

Äußere Voraussetzungen für die Pulsdiagnose

Position des Patienten und des Untersuchers

Der Patient sitzt neben dem Untersucher oder ihm gegenüber bzw. liegt (➤ Abb. 4.1). Der Unterarm ist nach vorn ausgestreckt und liegt auf einer flachen Unterlage. Die Hand

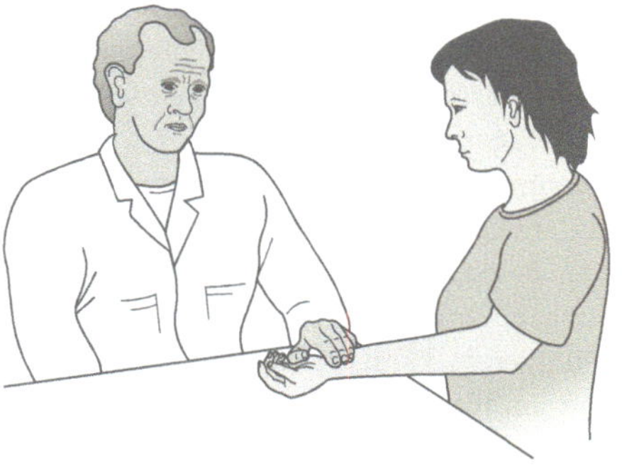

Abb. 4.1 Pulstasten im Sitzen

soll sich in Höhe des Herzen befinden, die Handinnenfläche ist nach oben gekehrt. Ein kleines Kissen unter dem Handgelenk fördert die Entspannung der Handmuskulatur und der Gefäße. Der Patient sollte Armbanduhr und Armschmuck ablegen. Enge Manschetten sollten geöffnet sein. *Qi* und Blut fließen ungestört in Leitbahnen und Gefäßen und ermöglichen die korrekte Pulstastung.

Wenn der Patient liegen muss, soll er am besten in Rückenlage ruhen (> Abb. 4.2). Die Handinnenfläche zeigt nach oben, Hand und Finger sind entspannt. Auch hier kann ein kleines Kissen unter dem Handgelenk für optimale Entspannung sorgen. Der Patient sollte nicht auf der Seite liegen, da durch das Körpergewicht der Fluss von *Qi* und Blut gestört werden.

Optimale Zeit für die Pulstastung

Die beste Zeit für die Pulstastung ist der Morgen, wenn der Körper noch im Ruhezustand und nicht beeinträchtigt ist durch Anstrengung, Hektik und Frühstück und *Yin* und *Yang* in Harmonie sind. Dadurch ist der Puls nicht durch andere Störfaktoren überlagert und Änderungen sind besser zu spüren. Am Morgen geht *Yang-Qi* auf, was optimal für die Pulsdiagnose ist.

In der Praxis sind diese Bedingungen natürlich meist nicht einzuhalten. Bestimmte Regeln sollten aber beachtet werden:

Die Pulstastung sollte nicht unmittelbar nach hektischer körperlicher Bewegung, z.B. Sport, körperlicher Arbeit, Treppensteigen, Fußweg zur Praxis, durchgeführt werden. Der Patient sollte nach Ankunft in der Praxis mindestens 15 Minuten ruhen und dann erst zur Pulstastung kommen.

Die Pulstastung sollte 1–2 Stunden nach einer Mahlzeit erfolgen. Nach Alkoholgenuss sollte keine Pulstastung stattfinden. Die Einnahme von bestimmten Medikamenten (z.B. Betablocker, Digitalispräparate, Beruhigungsmittel etc.) muss berücksichtigt werden.

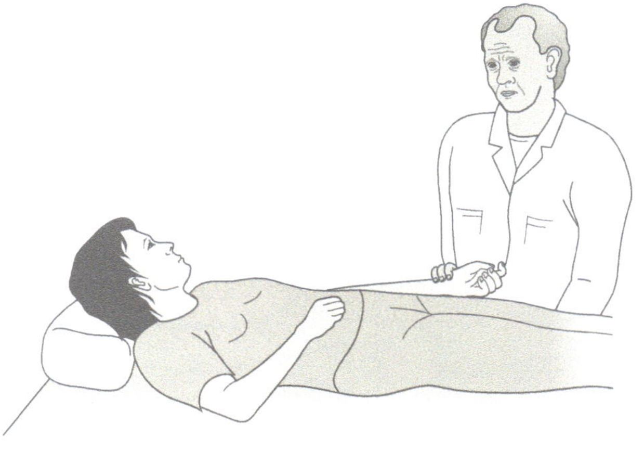

Abb. 4.2 Pulstasten im Liegen

Die Pulstastung dauert normalerweise 3–5 Minuten, sie sollte weder zu schnell (< 1 Minute) erfolgen, noch zu lange Zeit (> 5 Minuten) in Anspruch nehmen. Tastzeiten bis zu 10 Minuten sind sehr selten notwendig.

4.2 Pulstastung

Bei der Pulsdiagnose sind zwei Aspekte zu beachten: die Stellung der tastenden Finger und ihre Verwendung. Der Anfänger muss viel üben, um die Geschicklichkeit seiner Finger zu steigern.

Pulstaststellen und ihre Bedeutung (s. Tabellen in Kapitel 5, ➤ Abb. 4.3)

	Cun	*Guan*	*Chi*
anatomische Zuordnung	*oberer 4E	*mittlerer 3E	*unterer 3E
links	Herz und Thorax	Leber*, Gallenblase und Zwerchfell	Nieren-*Yin* und unteres Abdomen
rechts	Lunge und Thorax	Milz und Magen	Nieren-*Yang* und unteres Abdomen
* physiologischerweise unterer 3E			

Stellung der Hand und der tastenden Finger

Bei Erwachsenen wird der Puls mit drei Fingern – dem Zeigefinger, dem Mittelfinger und dem Ringfinder – getastet (➤ Abb. 4.4). Die drei Finger müssen – trotz ihrer unterschiedlichen Länge – in derselben Ebene liegen. Die Taststelle der Finger, die höchste

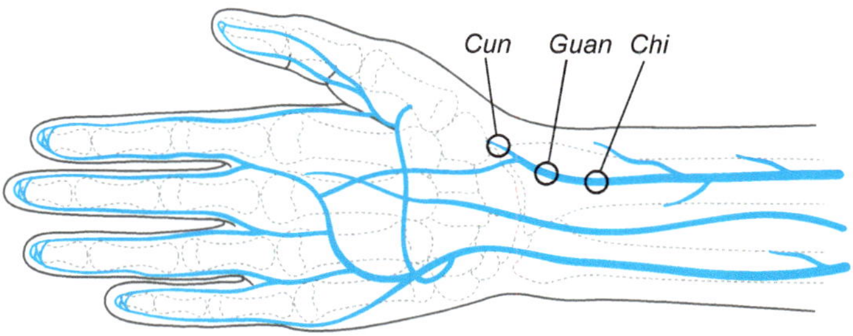

Abb. 4.3 Taststellen Cun, Guan, Chi

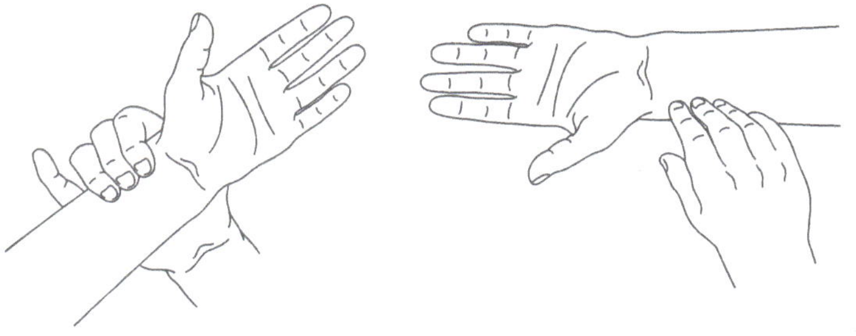

Abb. 4.4 Stellung der Hand und der tastende Finger

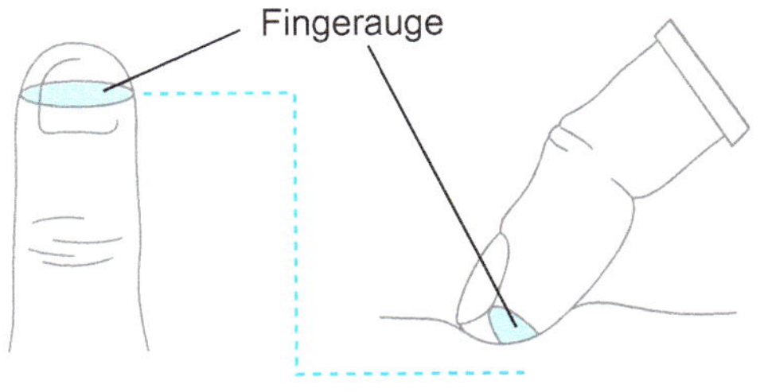

Abb. 4.5 Fingerauge

und sensibelste Stelle, liegt an der Fingerspitze. Diese Stelle wird auch „Auge des Fingers" genannt. Nur die „Fingeraugen" können Änderungen des Pulses spüren (➤ Abb. 4.5).

Der Untersucher tastet mit derselben Hand (linke oder rechte Hand) die Pulse am linken und rechten Handgelenk des Patienten, die unterschiedlich sind. In früheren Zeiten untersuchten die Mediziner bei männlichen Patienten zuerst die linke Hand, dann die rechte (bei Patientinnen umgekehrt). Moderne Ärzte halten dieses Vorgehen für unwichtig und legen keine Reihenfolge fest.

Zunächst sucht der Mittelfinger die *Guan*-Pulsstelle des Patienten auf, danach den Zeigefinger auf die *Cun*-Position und den Ringfinger auf die *Chi*-Position legen. Bei langem Unterarm des Patienten bildet sich ein kleiner Abstand zwischen den tastenden Fingern, bei kurzem Unterarm liegen sie eng beiein ander. Die drei Finger liegen etwa in einem Winkel von 35° zum Arm des Patienten. Der Untersucher sollte seine Fingernägel regelmäßig kürzen, um Hautirritationen beim Patienten zu vermeiden.

Tastmethoden

Ju-an-Methode (*ju* = heben, *an* = drücken): Die tastenden Finger üben an der Pulstaststelle einen leichten, mittleren und stärkeren Druck aus, um den oberflächlichen, mittleren und tiefen Puls spüren zu können. Hierbei kann bereits unterschieden werden, ob der Pulsschlag bei leichtem Druck kräftig oder schwach oder ob er nur bei starkem Druck zu spüren ist (Drei-Ebenen-Fühlen = *San bu*) (➤ Abb. 4.6).

Danach wird mit dem Zeigefinger an der *Cun*-Pulsstelle und mit dem Ringfinger an der *Chi*-Pulsstelle getastet. Drei Finger tasten erneut in allen drei Ebenen (3 × 3 = 9-mal Tasten = *Jiu hou*).

Anatomische Variationen des Gefäßverlaufes kommen selten vor. Wenn der Untersucher jedoch an den normalen Pulstaststellen keinen Puls fühlen kann, muss er an die anatomischen Variationen denken.

4.3 Die drei Kriterien des Pulses

Der gesunde Puls zeigt *Wei-Qi* (Magen-*Qi*), *Shen* und *Gen* (Wurzel).

Magen-Qi: In der chinesischen Medizin ist der Magen ein Organ, das bei Krankheit durch Ernährung oder Behandlung wieder aufgebaut werden kann (im Gegensatz zur Niere, deren *Qi* angeboren ist, dessen Qualität nicht mehr so leicht beeinflusst werden

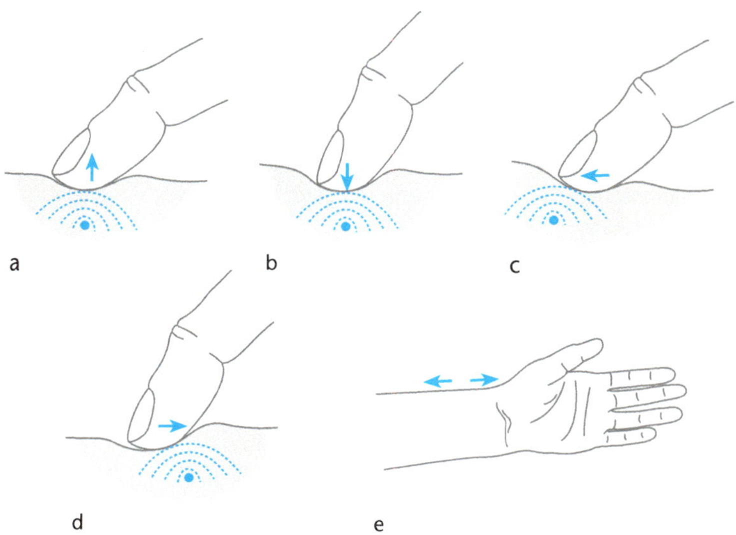

Abb. 4.6 Pulstastung: auflegen und loslassen (a), drücken (b), suchen (c und d), die Länge des Pulses untersuchen (e)

kann). Der Magen ist Quelle von *Qi* und Blut. Sprudelt das Magen-*Qi*, dann ist der Puls reichlich und gesund, der Körper ist fit und lebendig. Im *Huang Di Nei Jing* heißt es:

„Mit Magen-Qi lebt der Körper, ohne stirbt er."

Der Puls mit Magen-*Qi* ist mild, gemächlich, gleichmäßig, nicht oberflächlich, nicht tief, nicht groß, nicht klein, nicht schnell, nicht langsam – ein gesunder Puls.

Shen: *Shen* ist ein Phänomen menschlicher Lebensaktivität. Ein Puls, der *Shen* hat, ist optimal. Er ist mild und elastisch, kommt und geht gleichmäßig, fühlt sich kräftig an unter den Fingern. Ein Puls mit Magen-*Qi* hat *Shen*. Der kräftige Puls hat *Shen*: Ist ein kranker Puls noch kräftig, dann hat er noch *Shen* und die Krankheit ist heilbar. Ist ein Puls regelmäßig, dann hat er *Shen*. Ein knotiger Puls *(Jie Mai)* und ein schneller und unregelmäßiger Puls haben kein *Shen*. Hat ein Puls *Shen*, dann hat er auch Magen-*Qi*.

Gen (Wurzel): Wenn ein Puls eine Wurzel hat, dann ist das ein Hinweis dafür, dass die Krankheit heilbar ist – wie ein Baum, der keine Blätter mehr hat, dessen Wurzel aber noch lebt; seine Blätter können wieder nachwachsen. *Gen*-Puls bedeutet: gesunder Puls.

- Ist ein Puls nur tief oder schwer tastbar, dann hat er keine Wurzel. Der schwindende Puls z.B. hat keine Wurzel und signalisiert den kritischen Zustand eines Patienten.
- Hat der Puls an der *Chi*-Taststelle keine Wurzel (z.B. ein sehr tiefer und schwacher Puls), dann ist dies ein Zeichen für Nieren-*Qi*-Schwäche oder Mangel.

Ein gesunder Puls hat Magen-*Qi*, *Shen* und *Gen*. Keiner der Faktoren darf fehlen. Dabei ist das Magen-*Qi* „der Marschall" oder „die Lokomotive", wenn also Magen-*Qi* vorhanden ist, kann man davon ausgehen, dass auch *Shen* und *Gen* vorhanden sind.

KAPITEL

5 Die pathologischen Pulse

Die nachfolgenden Abbildungen zeigen Bilder einzelner Pulse mit einem Merkmal im Vordergrund, ohne Kombination mit anderen Pulsarten.

5.1 Tiefe des Pulses

5.1.1 Oberflächlicher Puls

浮 脉

Fu Mai

Beschreibung des Pulses

Der oberflächliche Puls schlägt auf der obersten Ebene.

Bei der Pulstastung spürt man sofort den Ruheschlag unter den Fingern. Bei stärkerem Druck der tastenden Finger wird die Ruheschlagkraft bereits etwas schwächer gefühlt („… beim leichten Tasten ist der Puls noch stark genug, beim tiefen Tasten ist der Puls schwach“). Dennoch handelt es sich nicht um einen „Hohlen Puls“ (➤ Kap. 5.3.2).

Bildlicher Vergleich in der klassischen Literatur

„Eine Holzstange schwimmt auf dem Wasser.“

Bedeutung in der Praxis

Es entsteht eine oberflächliche, äußere Krankheit, z.B. eine beginnende Erkältung.

Kombination mit anderen Pulsformen

- **Oberflächlicher Puls und schwacher Puls:** Der Patient hat wegen Erkältung und Fieber viel geschwitzt.
- **Oberflächlicher Puls und kräftiger Puls:** Meist bei einer „Fülle-Krankheit“, Ursachen können verstopfte Nase, Kopfschmerzen, Fieber ohne Schweiß und Erkältung sein.
- **Oberflächlicher Puls und schneller Puls** (➤ Kap. 5.4.1): Oft bei „Fieberkrankheiten“, Erkältungen mit Fieber und Durst.

rechts

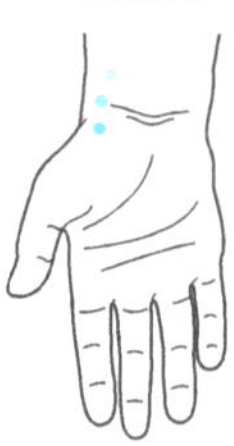

Chi	blutiger Urin, trüber Urin, Schmerzen und Schwellungen in den Gelenken, Hitze im unteren 3-Erwärmer (Unterbauch)
Guan	Völlegefühl im Magen, Blähungen, Appetitlosigkeit, Magenschmerzen, Sodbrennen
Cun	Erkältung wird schlimmer, Entzündung der Atemwege, Husten, vermehrter Schleim, Brustbeklemmung, Kurzatmigkeit

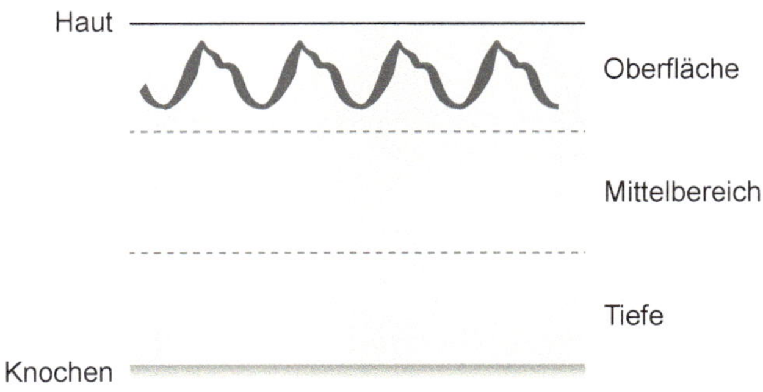

- **Oberflächlicher Puls und straffer Puls** (➤ Kap. 5.7.2): Hinweis auf eine „oberflächliche und Kälte-Krankheit" (der Patient fröstelt und hat keinen Durst, z.B. bei Grippe, Erkältung oder Lungenentzündung).

Weiteres Vorkommen

- Nach langandauernder Krankheit, in deren Folge der Patient sehr erschöpft ist, findet man häufig einen **oberflächlichen und kraftlosen Puls.**
- Bei Anwendung eines Vasodilatators kann auch ein oberflächlicher Puls vorkommen, ist dann aber abhängig von der Art und Wirkungsdauer des jeweiligen Präparates, z.B. Adrenalin oder Beta-Blocker.
- Einen **oberflächlichen und rollenden Puls** kann man auch bei Lungenkarzinom und malignem Lymphom im Spätstadium finden.

Der oberflächliche Puls ist ein Yang-Puls und Leitkriterienpuls.

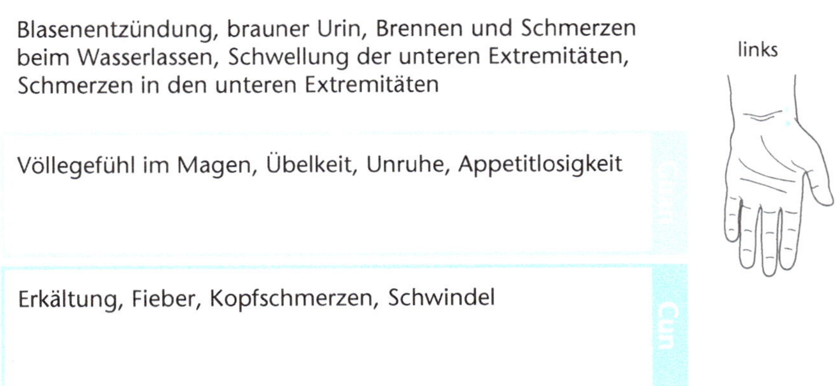

5.1.2 Tiefer Puls

沉脉

Chen Mai

Beschreibung des Pulses

Der tiefe Puls schlägt auf der tiefsten Ebene. Er ist bei leichtem Druck überhaupt nicht, bei mittlerem Druck nur wenig und erst bei starkem Druck der tastenden Finger überhaupt zu spüren.

Bildlicher Vergleich in der klassischen Literatur

„Ein Stein liegt im tiefen Wasser, am Grund des Flussbettes. Er ist schwer zu finden."

Bedeutung in der Praxis

Es entsteht eine innere Krankheit (tiefer Puls: innere Krankheit; oberflächlicher Puls: äußere Krankheit).

Kombination mit anderen Pulsformen

- **Tiefer Puls und kräftiger Puls:** Innere und Fülle-Krankheit, z.B. Schleimansammlungen und Ödeme, Verdauungsstörungen, *Qi*-Stagnation, Blut-Stagnation, innere und Kälte-Krankheit
- **Tiefer Puls und schwacher Puls:** Innere und Leere-Krankheit, z.B. *Yang*- und *Qi*-Schwäche, Blut-Schwäche, Immunschwäche, Nephritis, Ödeme etc.

Weiteres Vorkommen

- bei sehr dicken Menschen
- bei sehr kaltem Wetter (ohne praktische Bedeutung)

rechts

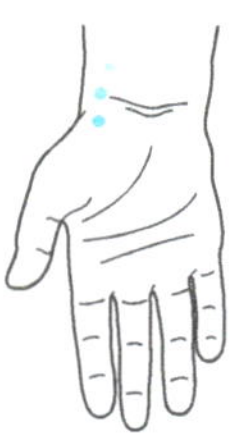

Chi	Kreuzschmerzen, Hernien, Blähungen, Retention von Urin
Guan	Verdauungsstörungen, Blähungen, Appetitlosigkeit, Völlegefühl im Magen, Sodbrennen, Schluckauf, Magenschmerzen
Cun	Kälte- und Nässe-Blockade in der Lunge, Brustschmerzen, Husten, Asthma, Kurzatmigkeit, Luftnot

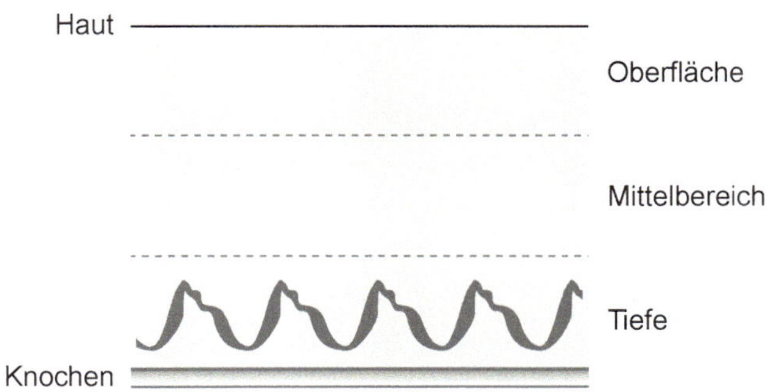

Der tiefe Puls ist ein Yin-Puls und Leitkriterienpuls.

Kältegefühl und Schmerzen im Nieren-Bereich, häufiges Wasserlassen, Blähungen	
Leber-Energie-Stauung, Brustschmerzen, Völlegefühl im Magen, Unruhe, Übellaunigkeit, Ärger	Guan
Kälte- und Schleim-Blockade in der Brust, Herzklopfen, Kurzatmigkeit, Schwindel	Cun

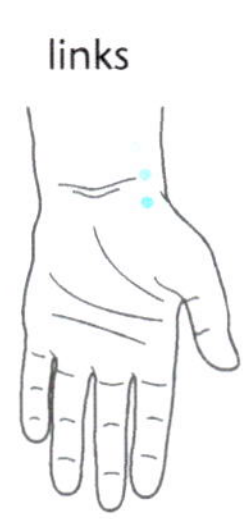

5.1.3 Verborgener Puls

伏脉

Fu Mai

Beschreibung des Pulses

Der verborgene Puls liegt noch tiefer als der tiefe Puls. Die tastenden Finger spüren bereits Sehnen und Knochen und dann erst den Puls. Der verborgene Puls ist sehr dünn und schwach, mitunter kaum tastbar.

Bildlicher Vergleich in der klassischen Literatur

„Tiefliegend und versteckt zwischen Sehnen und Knochen."

Bedeutung in der Praxis

Der verborgene Puls ist Hinweis auf eine schwere Krankheit des Patienten: z.B. Schlaganfall, Schock, Angina pectoris, Lungenentzündung, Lebensmittelvergiftung, toxische Dysenterie, starke Schmerzen, starker Blutverlust

Kombination mit anderen Pulsformen

Da der verborgene Puls sehr dünn und schwach ist, ist er in Kombination mit anderen Pulsen kaum tastbar.

Der verborgene Puls ist ein Yin-Puls.

rechts

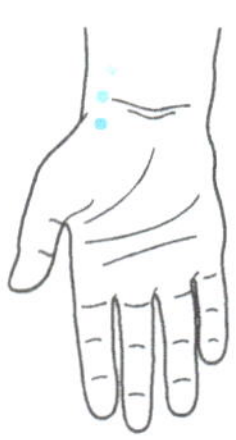

Chi	Kälte und Schmerzen im Bereich des Unterbauchs unterhalb des Nabels, Bauchkrämpfe, Bauchschmerzen
Guan	Appetitlosigkeit, Völlegefühl im Magen, Schmerzen im Bereich des Mittelbauches
Cun	Brustbeklemmung, Kurzatmigkeit, Husten, schnelles Atmen, Schmerzen im Bereich des Brustkorbs

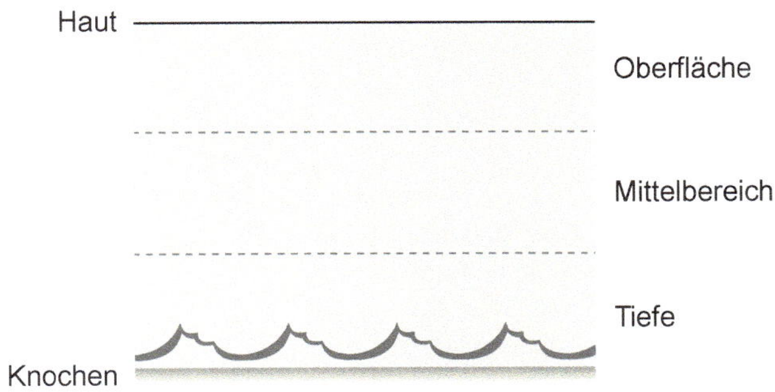

Nieren-Schwäche, Rückenschmerzen, Unterbauchschmerzen durch Kälte und Hernien

Kopfschmerzen und Schwindel, Leber-*Yang* steigt zum Kopf, Schmerzen im Hypochondrium — Guan

Kopfschmerzen und Schwindel, Brustbeklemmung, Herzklopfen, Schmerzen beim Atmen — Cun

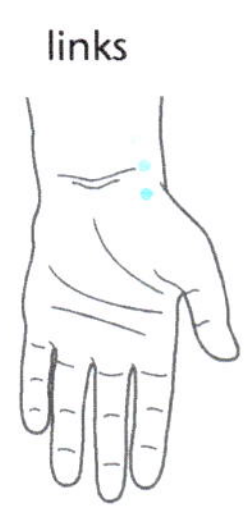

5.2 Volumen des Pulses

5.2.1 Überflutender Puls

洪脉

Hong Mai

Beschreibung des Pulses

Breiter, oberflächlicher, kräftiger und großer Puls. Er kommt stark wie eine Flut und geht mild und sanft wieder weg (ebbt ab). Der überflutende Puls wird auch „großer Puls" genannt.

Bildlicher Vergleich in der klassischen Literatur

„Wie fließendes, sprudelnd kochendes Wasser."

Bedeutung in der Praxis

- Schwere *Yang*-Hitze-Krankheiten: Hohes Fieber bei Atemwegsinfektionen, fiebrige Krankheiten, Virusinfektionen, Magen-Darm-Hitze, Organentzündungen (Appendizitis, Pneumonie).
- Da der überflutende Puls unter Druck kraftlos ist, ist er Hinweis für chronische Erkrankungen, *Qi*-Mangel, Verlust des *Yang-Qi* beim kritisch kranken Patienten (letztes Aufflackern vor dem Tod).
- Akute Infektionskrankheiten, eitrige (bakterielle) Organinfektionen.
- Aorteninsuffizienz mit großer Differenz der Blutdruckamplitude: höherer systolischer Druck, niedrigerer diastolischer Druck.

rechts

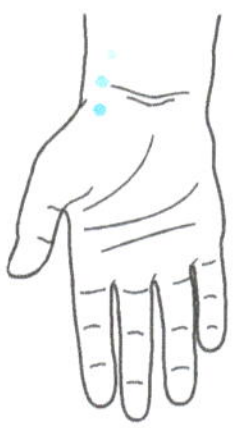

Chi	Blähungen und Schmerzen im Unterbauch, Schmerzen und Muskelkatergefühl im Rücken, trockener Stuhl, trüber Urin, blutiger Urin
Guan	Magen-Hitze, Völlegefühl und Schmerzen im Magen, Übelkeit, Erbrechen, Sodbrennen, Appetitlosigkeit, Verdauungsstörungen
Cun	Brustbeklemmung wegen Lungen-Hitze, Kurzatmigkeit, Husten, viel Schleim, Halsschmerzen

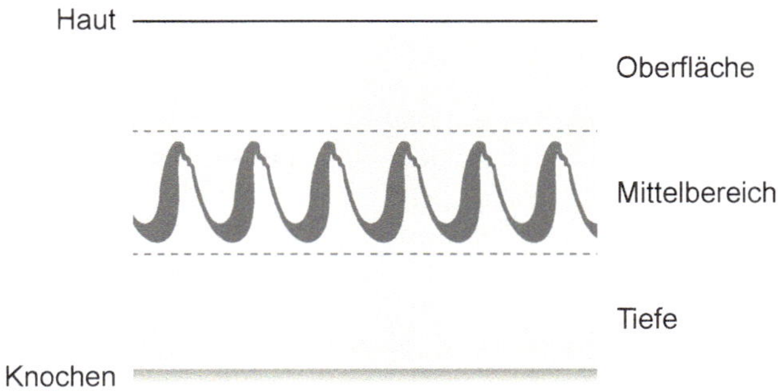

Kombination mit anderen Pulsformen

- **Überflutender Puls und kräftiger Puls:** Fülle-Hitze
- **Überflutender Puls und schwacher Puls:** Leere-Hitze (unechte Hitze)
- **Überflutender Puls und oberflächlicher Puls** (➤ Kap. 5.1.1): oberflächliche Hitze
- **Überflutender Puls und tiefer Puls** (➤ Kap. 5.1.2): Innere Hitze
- **Überflutender Puls und schneller, schlüpfriger Puls** (➤ Kap. 5.7.3): übermäßige Hitze im *Qi*-System *(Qi Fen)*, „Syndrom des affizierten *Qi*-Systems"; mit *Qi*-System bezeichnet man die zweite Phase einer akuten fiebrigen Erkrankung, verursacht durch das Eindringen pathogener Hitze in das Körperinnere. Charakteristische Symptome sind hohes Fieber ohne Schüttelfrost, gelber Zungenbelag (Hitze), evtl. Dyspnoe, Husten mit gelbem Auswurf, Durst, Obstipation oder Beklemmungsgefühl in der Brust, Völlegefühl im Epigastrium und schmieriger Zungenbelag (Nässe-Hitze).

Der überflutende Puls ist ein Yang-Puls.

trüber Urin, Brennen beim Wasserlassen, blutiger Urin, Kreuzschmerzen, Schmerzen im Bereich der unteren Extremitäten

Guan: Leber-Hitze, Blähungen, Schmerzen und Schwellung im Hypochondrium, Schwindel, Unruhe, Ärger, Schlaflosigkeit, Rötung der Augen

Cun: bitterer Mundgeschmack, Herz-Hitze, Unruhe, Schwindel, Augenschmerzen, Kopfschmerzen, Mundhöhlenentzündung

links

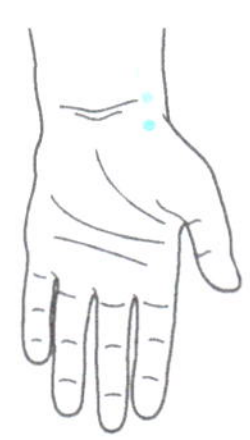

5.2.2 Fadenförmiger Puls

细 脉

Xi Mai

Beschreibung des Pulses

Der Puls fühlt sich dünn und fein wie ein Faden an. Im Vergleich zum überflutenden Puls ist er „klein“. Der fadenförmige Puls wird auch feiner, kleiner und dünner Puls genannt.

Bildlicher Vergleich in der klassischen Literatur

„Der Puls ist so dünn wie ein Seidenfaden/Spinnfaden.“

Bedeutung in der Praxis

- **Leere-Krankheiten** (außer *Qi*- und Blut-Mangel): z.B. *Yin*-Mangel (Mangel der Körpersäfte) als Hinweis auf chronische Krankheiten, Blutverlust, Anämie, Nachtschweiß, Samenerguss, Erbrechen, Diarrhö etc.
- **Nässe-Krankheiten**: Milz-Schwäche durch Nässe, Blockade der Leitbahnen durch Nässe.
- Herzinsuffizienz, früher durchgemachter Schock, Nervenschwäche, Blutungen im Bereich des Magens und der Speiseröhre, Nasenbluten, Darmblutungen, Gebärmutterblutungen etc.

Kombination mit anderen Pulsformen

- **Fadenförmiger Puls und schneller Puls** (➤ Kap. 5.4.1): unechte Hitze durch *Yin*-Mangel, z.B. Leber-/Nieren-*Yin*-Mangel (Klimakterium, Hypertonie, Schlafstörungen etc.).

rechts

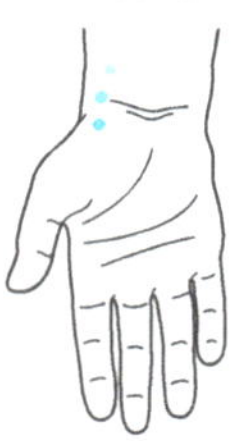

Chi	Kälte und Schmerzen im Unterleib
Guan	Blähungen durch Milz-Schwäche
Cun	Husten, Kurzatmigkeit

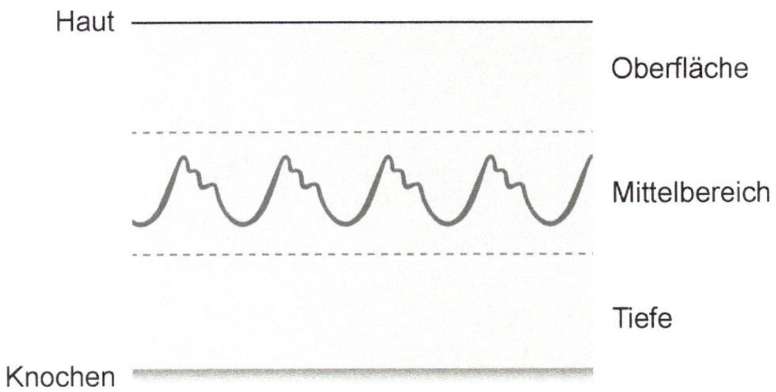

- **Fadenförmiger Puls und tiefer, kraftloser, verschwindender Puls** (➢ Kap. 5.3.6): *Yang*-Erschöpfung, d.h. Erschöpfung des Körpers durch langanhaltende, chronische Erkrankung
- **Fadenförmiger Puls und straffer Puls** (➢ Kap. 5.7.2): Kälte-Schmerzen durch Blut-Schwäche
- **Fadenförmiger Puls und saitenförmiger Puls** (➢ Kap. 5.7.1): *Qi*-Stagnation durch Blut-Schwäche

Der fadenförmige Puls ist ein Yin-Puls.

Diarrhö, spontaner Samenerguss	Chi
Leber-*Yin*-Mangel	Guan
Schlaflosigkeit, Angstgefühl	Cun

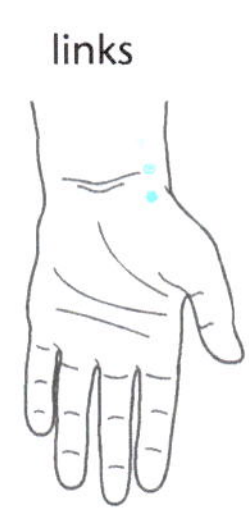

5.3 Kraft des Pulses

5.3.1 Leerer Puls

虚 脉

Xu Mai

Beschreibung des Pulses

Oberflächlicher, großer und kraftloser Puls. Er fühlt sich an allen Pulstaststellen (*Cun*-, *Guan*- und *Chi*- Position) weich und kraftlos an, unabhängig davon mit welchem Druck er getastet wird. Im schlimmsten Fall spürt der Untersucher ein „Leere-Gefühl" unter den Fingern.

Bildlicher Vergleich in der klassischen Literatur

„So schwach und weich wie wenn man Federn eines Hahnes eindrückt." (Beim oberflächlichen Drücken fühlt es sich schwach an und auch bei längerem und festerem Druck spürt man keinen großen Widerstand.)

Bedeutung in der Praxis

- **Leere-Krankheiten:** *Yin*- und *Yang*-Leere bzw. -Mangel, z.B. *Qi*-Schwäche, Blut-Schwäche.

Kombination mit anderen Pulsformen

- **Leerer Puls und oberflächlicher Puls** (> Kap. 5.1.1): allgemeiner *Yang*-Mangel, *Yin*-Mangel
- **Leerer Puls und tiefer Puls** (> Kap. 5.1.2): *Qi*-Schwäche
- **Leerer Puls und schneller Puls** (> Kap. 5.4.1): *Yin*-Mangel

rechts

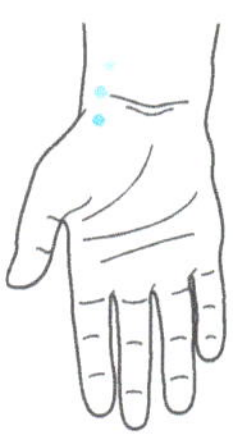

Chi	Appetitlosigkeit, Diarrhö, heller Urin, Kältegefühl nach dem Wasserlassen, Schmerzen im Unterbauch, Blähungen, spontaner Samenerguss, Periodenbeschwerden
Guan	Milz-Schwäche, Appetitlosigkeit, Völlegefühl im Magen, Verdauungsstörungen, leichte Ödeme, Diarrhö, Kurzatmigkeit
Cun	Schweißneigung, Husten, Asthma bei Leere-Typ, Gesichtsblässe, Kurzatmigkeit

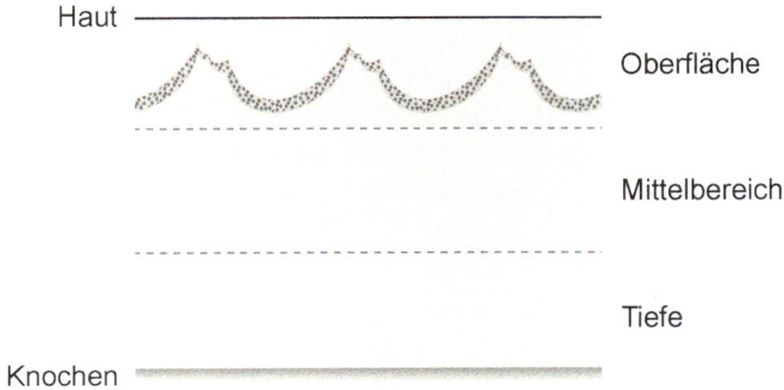

- **Leerer Puls und langsamer Puls** (➤ Kap. 5.4.4): *Yang*-Mangel
- **Leerer Puls und fadenförmiger, kraftloser Puls** (➤ Kap. 5.3.5): *Qi*- und Blut-Schwäche

Weiteres Vorkommen

Bei langandauernder und chronischer Krankheit.

Der leere Puls ist ein Yin-Puls.

Muskelkatergefühl und Schmerzen in Kreuz und Knie, kraftlose Beine, spontaner Samenerguss, Perioden-beschwerden	
Blut-Schwäche, Schwellungsschmerzen unter den Rippen, Appetitlosigkeit, Schwindel, Tinnitus	Guan
Herzrasen, Kurzatmigkeit, Schwindelgefühl, Unruhe, Hitzegefühl	Cun

links

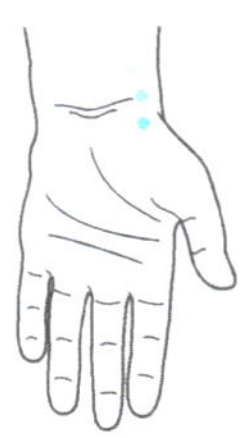

5.3.2 Hohler Puls

芤 脉

Kou Mai

Beschreibung des Pulses

Oberflächlicher Puls. Bei leichtem Druck spürt man ihn sofort. Er ist breit, groß und weich. Bei stärkerem Druck der tastenden Finger hat man ein leeres Pulsgefühl. Die Blutgefäßwand ist ein wenig härter, das Innere des Blutgefäßes fühlt sich völlig leer an wie ein Lauchstengel oder Strohhalm.

Bildlicher Vergleich in der klassischen Literatur

Der Puls wird wie ein „Schnittlauchstengel" beschrieben (*Kou* ist das altchinesische Wort für Schnittlauch).

Bedeutung in der Praxis

- Blutverlust, alle Arten von Blutungen, z.B. Magenblutung, blutiger Stuhl, Gebärmutterblutung, blutiger Urin
- Verlust von *Yin*, z.B. durch Erbrechen, Schweißausbrüche, hohes Fieber

Kombination mit anderen Pulsformen

- **Hohler Puls und schneller Puls** (➤ Kap. 5.4.1): *Yin*- und Blut-Mangel
- **Hohler Puls und langsamer Puls** (➤ Kap. 5.4.4): Blut-Verlust und *Yang*-Essenz-Verlust, schwere Erkrankung
- **Hohler Puls und saitenförmiger Puls** (➤ Kap. 5.7.1): Trommelpuls *(Ge Mai)*

rechts

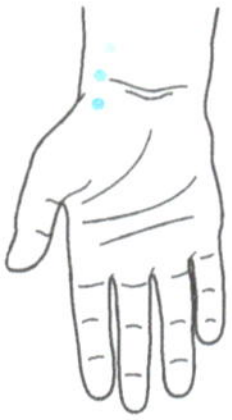

Chi	blutiger Urin, blutiger Stuhl, Menstruationsbeschwerden
Guan	blutiger Stuhl, Darmentzündung, Magenblutungen
Cun	Hämatorrhö, Bluthusten, Nasenbluten, Magenblutungen

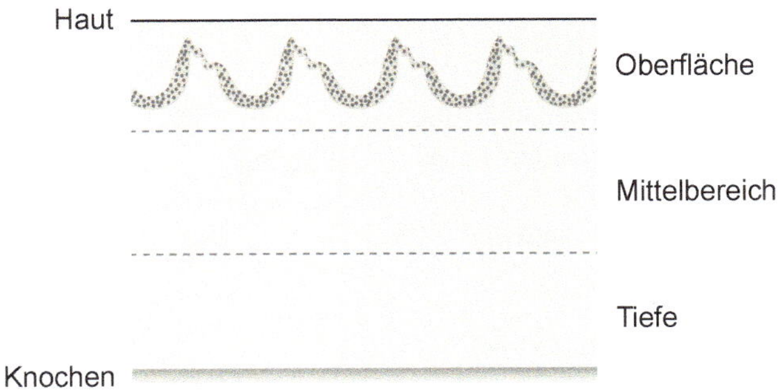

Vorkommen

Bei Männern mit übermäßiger sexueller Aktivität.

Der hohle Puls ist ein Yin-Puls im Yang.

blutiger Urin, Hämorrhoiden, starke Periodenblutung	
Schmerzen im Bereich des Hypochondriums (wegen Blut-Stauung), Störungen der Blut-Speicherfunktion der Leber, Hämatorrhö	Guan
Hämatorrhö, Nasenbluten (Herz-Blut fließt in falscher Richtung), Bluterguss	Cun

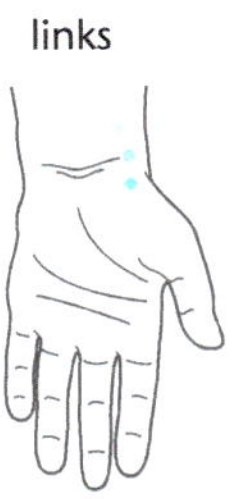

5.3.3 Voller Puls

实 脉

Shi Mai

Beschreibung des Pulses

Der Puls ist bei leichtem, mittlerem und starkem Druck der drei tastenden Finger an allen drei Tastpositionen zu spüren. Er ist lang, kräftig, groß und saitenförmig. Beim Tasten spürt man Fülle.

Bildlicher Vergleich in der klassischen Literatur

„Ein Gefühl, als würde man auf Schweinesehnen drücken."

Bedeutung in der Praxis

Der volle Puls zeigt an, dass der Patient an einer Fülle-Krankheit leidet.

- Kälte-Stagnation, übermäßige Hitze, Verdauungsstörungen, Obstipation, Schleim-Krankheit, *Qi*-Stagnation, Blut-Stagnation etc. Dies bedeutet, dass die pathologischen Faktoren *(Xie Qi)* das Innere blockieren
- Der Patient ist in einem kritischen gesundheitlichen Zustand, leidet an einer schweren Erkrankung; der volle Puls ist Warnsignal für Koma (Schock), Lebensgefahr.
- Der Patient hat übermäßige pathologische Faktoren *(Xie Qi)*, hat aber noch ausreichend Abwehrkräfte gegen *Xie Qi*.

Kombination mit anderen Pulsformen

- **voller Puls und schneller Puls** (➤ Kap. 5.4.1): Hitze in den Hohlorganen *(Fu Zang)*, Schlaganfall
- **voller Puls und straffer Puls** (➤ Kap. 5.7.2): Kälte im Magen, Nahrungsverweigerung

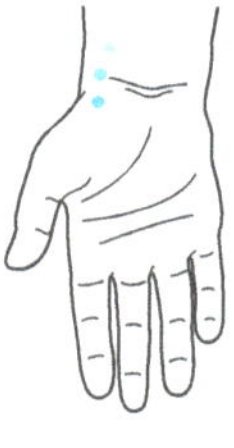

Chi	Schmerzen im Unterbauch, Blähungen, wenig Urin, Menopause, vermehrter Ausfluss, trockener Stuhl
Guan	Schwellungen und Schmerzen im Bereich des Magens, Appetitlosigkeit, Sodbrennen
Cun	Kurzatmigkeit, Brustbeklemmung, trockener Hals, Halsschmerzen, Husten, Schleim

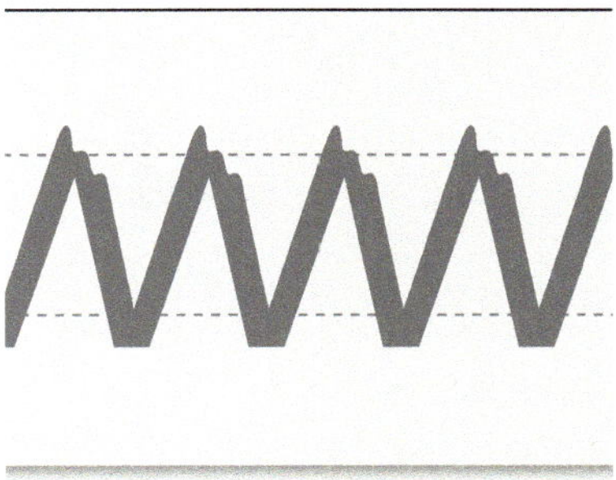

- **voller Puls und schlüpfriger Puls** (➤ Kap. 5.7.3): Retention von Schleim und Wasser
- **voller Puls und tiefer Puls** (➤ Kap. 5.1.2): Völlegefühl im Magen, Obstipation im Dickdarm

Der volle Puls ist ein Yang-Puls.

Verstopfung und Blähungen, Bauchschmerzen, Schwellungen, Schmerzen in den unteren Extremitäten, Brennen beim Wasserlassen, brauner Urin	Chi
Schmerzen im Bereich des Hypochondriums, Blähungen und Völlegefühl im Magen, Unruhe, Ärger, Augenflimmern, Kopfschmerzen, Schwindel, bitterer Mundgeschmack	Guan
Furunkel im Bereich von Mundhöhle und Zunge, Halsschmerzen, Herzklopfen, Schwindel, Kopfschmerzen, Zungensteifigkeit	Cun

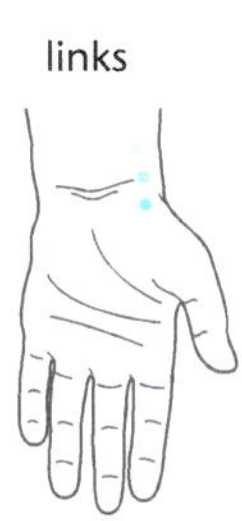

5.3.4 Sanfter Puls

濡 脉

Ru Mai

Beschreibung des Pulses

Der sanfte Puls
- ist oberflächlich
- schlägt kraftlos
- ist fadenförmig an der Oberfläche zu spüren.

Er ist also eine Kombination aus oberflächlichem, weichem und fadenförmigem Puls.

Bildlicher Vergleich in der klassischen Literatur

„Wie ein Seidenfaden, der auf dem Wasser schwimmt" (so leicht, so dünn und so oberflächlich) oder „wie lang eingeweichter und faulender Hanf, der auf dem Wasser schwimmt" (so leicht zu spüren, bei stärkerem Druck allerdings nicht mehr zu spüren).

Bedeutung in der Praxis

- **Schwäche-Symptome:** *Qi*-Mangel, Blutverlust, nächtlicher Samenfluss, Diarrhö, Schweißausbrüche, Nachtschweiß, Herzrasen.
- **Nässe-Symptome:** Störung der Milz durch Nässe, Wassersucht, Ödeme etc.
- Erkältung vom gastroenteralen Typ, akute Gastroenteritis

Kombination mit anderen Pulsformen

- **sanfter Puls und langsamer Puls** (➤ Kap. 5.4.4): Schwäche- und Kälte-Krankheit
- **sanfter Puls und schneller Puls** (➤ Kap. 5.4.1): *Yin*-Schwäche, Leere-Hitze (unechte Hitze)

rechts

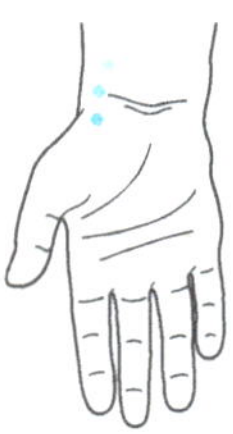

Chi	Kältegefühl und Schmerzen im Bereich des Unterbauchs, Diarrhö wegen Nieren-/Milz-*Yang*-Mangel, kalte Hände und Füße
Guan	Magen-Milz-Schwäche, Völlegefühl im Magen, Verdauungsstörung, Müdigkeit, Ödeme, Appetitlosigkeit
Cun	Husten aufgrund Erkältung, Kurzatmigkeit, Brustbeklemmung

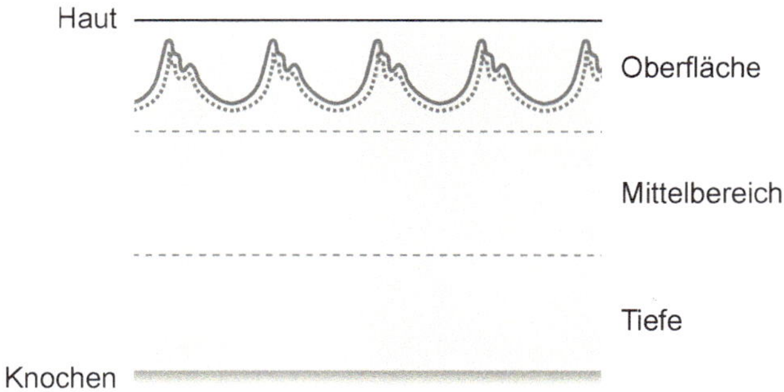

Der sanfte Puls ist ein Yin-Puls.

spontaner Samenerguss, starke Periodenblutung, Muskelkatergefühl und Schmerzen in den Beinen und am Rücken	
Schwellungsgefühl, Völlegefühl im Bereich des Hypochondriums, Unruhe, Leber-*Yin*-Mangel, Verkrampfungen der Muskeln und Sehnen	Guan
Herzklopfen wegen Herz-Schwäche, Brustbeklemmung, Kurzatmigkeit, nächtliches Schwitzen, Schlaflosigkeit	Cun

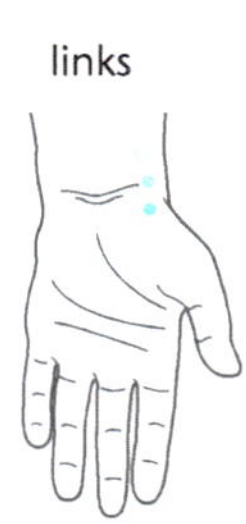

5.3.5 Kraftloser Puls

弱 脉

Ruo Mai

Beschreibung des Pulses

Der kraftlose Puls
- liegt tief (in der unteren Ebene) und wird nur bei stärkerem Druck getastet
- ist dünn (wie der fadenförmige Puls)
- ist schwach und weich

Bildlicher Vergleich in der klassischen Literatur

Der kraftlose Puls ist „weich wie Seidenwatte".

Bedeutung in der Praxis
- *Qi*- und Blut-Mangel, *Yin*- und *Yang*-Schwäche, verschiedene Leere-Krankheiten: lang andauernde chronische Krankheit, nächtlicher Samenfluss, Blutverlust, chronischer Husten, Schweißausbrüche, Nachtschweiß, Diarrhö, Erbrechen etc.
- auch bei kardialem Schock, Herzinsuffizienz

Kombination mit anderen Pulsformen
- **kraftloser Puls und langsamer Puls** (> Kap. 5.4.4): Leere-Kälte (unechte Kälte)
- **kraftloser Puls und schneller Puls** (> Kap. 5.4.1): Leere-Hitze (unechte Hitze)

rechts

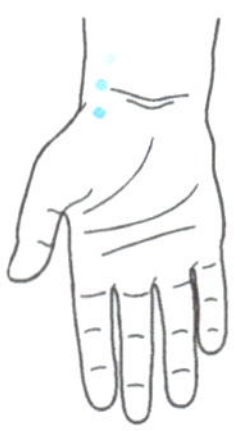

Chi	unregelmäßige Periode, viele Träume, Schlaflosigkeit
Guan	Appetitlosigkeit, kalte Hände und Füße, Diarrhö
Cun	Brustbeklemmung, Schlaflosigkeit, viele Träume

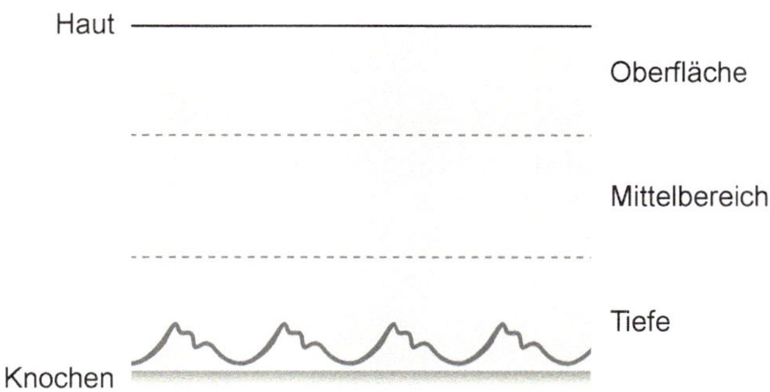

Der kraftlose Puls ist ein Yin-Puls.

Muskelkatergefühl am Rücken, Gliederschmerzen, spontaner Samenerguss	
Blähungen im Oberbauch, Leber-/Milz-Schwäche	Guan
Qi-Mangel wegen Herz-Schwäche, Herzklopfen, Kurzatmigkeit	Cun

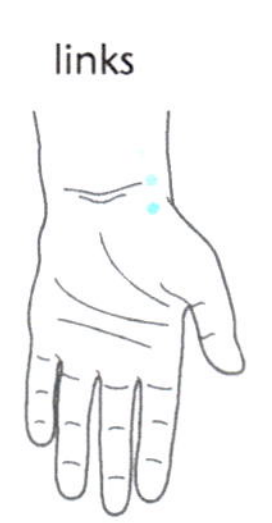

5.3.6 Verschwindender Puls

微脉

Wei Mai

Beschreibung des Pulses

Der Puls ist sehr dünn und schwach, manchmal gar nicht zu spüren. Wenn er tastbar ist, dann ist die Pulsfrequenz nicht klar zu bestimmen. Der Puls wird auch „unklarer Puls“ genannt.

Bildlicher Vergleich in der klassischen Literatur

„So fein und dünn wie ein Spinnfaden.“
Weich und beweglich, manchmal nicht spürbar – „wie Eier in der Eiersuppe“.

Bedeutung in der Praxis

Die Abwehrkräfte des Patienten sind sehr geschwächt. *Qi (Yang)* und Blut *(Yin)* sind fast leer (starker *Yin*- und *Yang*-Verlust, insbesondere aber *Yang-Qi*-Verlust), z.B. bei starkem Erbrechen, Diarrhö, Schweißausbrüchen, starken Blutungen.

Kombination mit anderen Pulsformen

- **Verschwindender Puls und hohler Puls** (➤ Kap. 5.3.2): Nasenbluten
- **Verschwindender Puls und oberflächlicher Puls** (➤ Kap. 5.1.1): Überlastung des Körpers

rechts

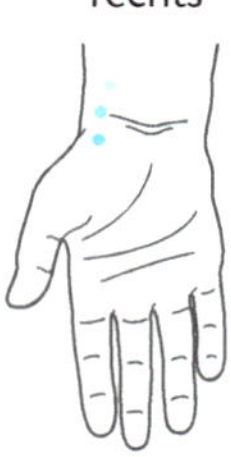

Chi	Blähungen, Kälte und Schmerzen unterhalb des Nabels
Guan	Blähungen wegen Milz-Schwäche, Müdigkeit, Appetitlosigkeit, Bauchschmerzen
Cun	Kälte-Blockade im Bereich der Brust, Schmerzen in der Brust

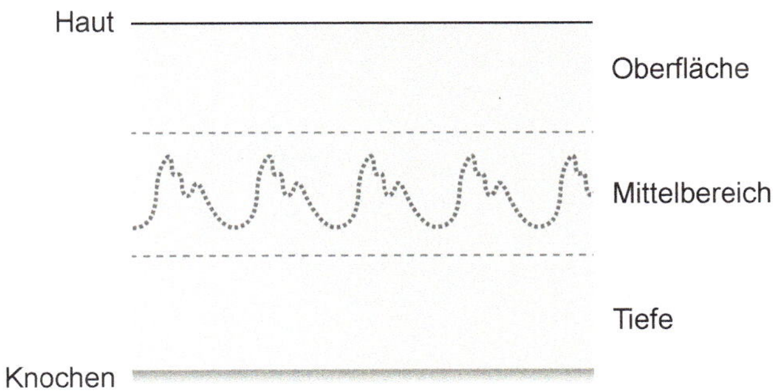

Der verschwindende Puls ist ein Yin-Puls.

spontaner Samenerguss, starke Periodenblutung	Chi
Völlegefühl im Bereich des Hypochondriums, kalte Hände und Füße	Guan
Herz-*Qi*-Mangel, *Qi*-Mangel wegen Lungen-Schwäche	Cun

links

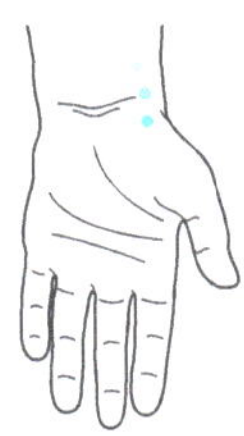

5.4 Frequenz des Pulses

5.4.1 Schneller Puls

数脉

Shuo Mai

Beschreibung des Pulses

Die Pulsfrequenz ist höher als normal: mehr als 5 Schläge/Atemzug (90–130/min), aber regelmäßig.

Bildlicher Vergleich in der klassischen Literatur

Kein bildlicher Vergleich, da lediglich Änderung der Pulsfrequenz.

Bedeutung in der Praxis

- **Leere-Symptome (in Kombination mit einem kraftlosen Puls):** *Yin*-Mangel, Blut-Mangel, Yang-Schwäche, *Qi*-Mangel
- **Feuer-(Fieber-)Krankheiten:** Erkältung, Magen-Hitze, Darm-Hitze, Herz-Feuer, Leber-Feuer, Lungenabszess, Karbunkel, Furunkel
- **weitere Krankheiten:** fieberhafte Erkrankungen, alle Arten von Anämie, akuter hämorrhagischer Schock, akuter Herzinfarkt, akute Perikarditis, kongestive Herzinsuffizienz, akutes rheumatisches Fieber, Myokarditis, Hyperthyreose

Kombination mit anderen Pulsformen

Der schnelle Puls ist Hinweis auf Hitze-Krankheiten, z.B.

- **schneller Puls und kräftiger Puls:** Fülle-Hitze-Symptom
- **schneller Puls und schwacher Puls:** Leere-Hitze-Symptom

rechts

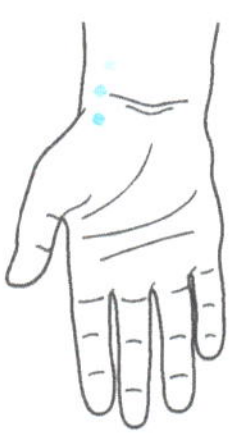

Chi	blutiger Urin, trüber Urin, spontaner Samenerguss, Rückenschmerzen
Guan	Magen-Hitze, Sodbrennen, Erbrechen, Bauchschmerzen, Appetitlosigkeit
Cun	Husten, Hämoptysen, Asthma, Lungenabszess

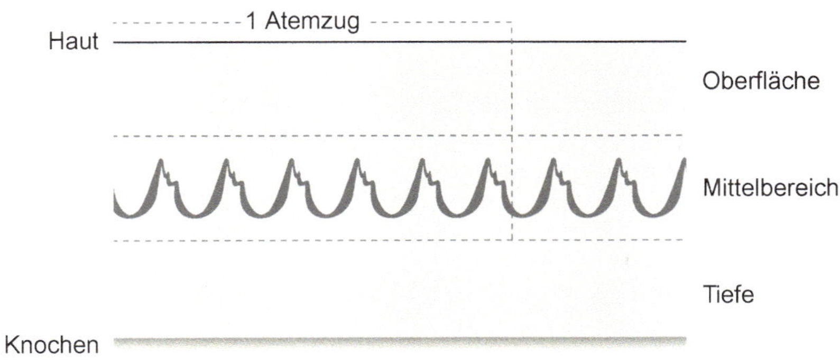

- **schneller Puls und oberflächlicher Puls** (➤ Kap. 5.1.1): äußere Hitze-Symptome
- **schneller Puls und tiefer Puls** (➤ Kap. 5.1.2): innere Hitze-Symptome

Der schnelle Puls ist ein Yang-Puls und Leitkriterienpuls.

Blähungen im Unterbauch, blutiger Urin, Brennen beim Wasserlassen, trockener Stuhl	
Rötung der Augen wegen Leber-Hitze, Schmerzen im Bereich des Hypochondriums, Unruhe	Guan
Fieber, Kopfschmerzen, Halsschmerzen, Furunkel im Bereich von Zunge und Mund, Halsschwellungen	Cun

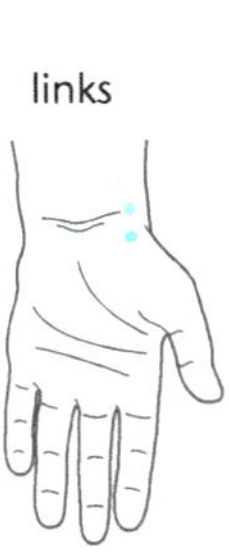

5.4.2 Rasender Puls

Beschreibung des Pulses

Der rasende Puls schlägt noch schneller als der schnelle Puls (mehr als 7–8 Schläge/Atemzug = 140–180/min). Er ist ein regelmäßiger Puls.

疾 脉

Ji Mai

Viele Autoren zählen diesen Puls als ausgeprägtere Variante zum schnellen Puls.

Bildlicher Vergleich in der klassischen Literatur

Kein bildlicher Vergleich, da lediglich Änderung der Pulsfrequenz.

Bedeutung in der Praxis

- Warnsignal für schweren *Yang*-Mangel, *Yang*-Leere (Lebens-*Qi*).
- hypertensive Herzerkrankung (Kardiomyopathie), koronare Herzerkrankung, Hyperthyreose, Myokarditis, Perikarditis etc.

Kombination mit anderen Pulsformen

- **rasender Puls und straffer Puls** (➤ Kap. 5.7.2): übermäßige *Yang*- und Hitze-Krankheit, die eine *Yin*-Leere (Leere der Körpersäfte) zur Folge haben
- **rasender Puls und schwacher Puls:** Yang-Qi (Lebens-*Qi*) ist erschöpft und leer

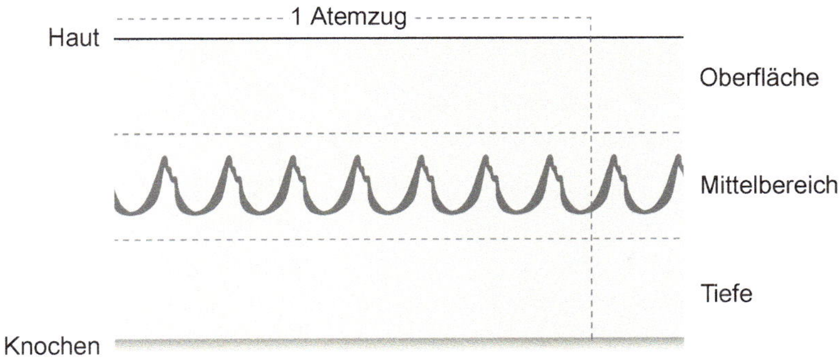

Weiteres Vorkommen

Der rasende Puls schlägt zu schnell und kommt deshalb normalerweise nicht in Kombination mit anderen Pulsen vor, außer den harten und kraftlosen.

Der rasende Puls ist ein Yang-Puls.

5.4.3 Träger (milder) Puls

缓 脉

Huan Mai

Beschreibung des Pulses

Etwas schneller als der langsame Puls (4/Atemzug). Zu unterscheiden sind zwei Formen:

- **gesunder träger Puls:** Der Puls schlägt mild, gemächlich, bei leichtem und tiefem Tasten spürbar
- **kranker träger Puls:** Der Puls kommt und geht langsam, meist in Kombination mit anderen Pulsarten

Bildlicher Vergleich in der klassischen Literatur

„Wie die Zweige einer Trauerweide, die sich im milden Frühlingswind bewegen."

Bedeutung in der Praxis

Hinweis auf Nässe- und Schwäche-Krankheiten

Kombination mit anderen Pulsformen

- **träger Puls und oberflächlicher Puls** (➤ Kap. 5.1.1): Wind-Nässe (rheumatische Erkrankungen)
- **träger Puls und tiefer Puls** (➤ Kap. 5.1.2): Kälte-Nässe oder Nässe-Krankheiten
- **träger Puls und rauer Puls** (➤ Kap. 5.7.4): Milz-Schwäche oder Blut-Schwäche, Blut-Stauung
- **träger Puls und kraftloser Puls** (➤ Kap. 5.3.1): *Qi*-Mangel

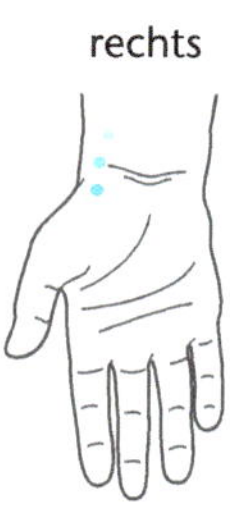

Chi	Diarrhö bei Kälte im Bauch, Schmerzen im Unterbauch
Guan	Blähungen, Druckgefühl im Magen wegen Milz-Schwäche, Appetitlosigkeit
Cun	Lungen-Schwäche, Husten, Kurzatmigkeit

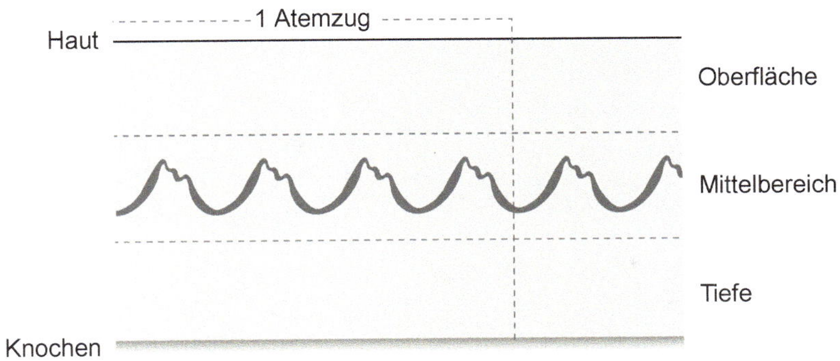

Der träge (milde) Puls ist eigentlich ein neutraler Puls. Aber in Kombination mit anderen pathologischen Pulsarten ist er von klinischer Bedeutung und sollte dann zu den Yin-Pulsen gezählt werden.

Kreuzschmerzen, häufiges Wasserlassen, spontaner Samenerguss	Chi
Schwindel wegen innerem Wind, Schwellungsgefühl und Beklemmungen im Bereich der Rippen	Guan
Angst wegen Herz-Schwäche, Gedächtnisstörungen, Brustbeklemmung, Kurzatmigkeit	Cun

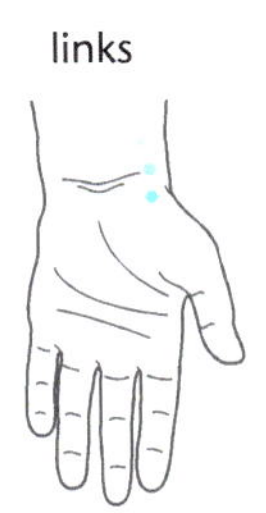

5.4.4 Langsamer Puls

迟脉

Chi Mai

Beschreibung des Pulses

Weniger als 3 Schläge/Atemzug (40–60/min), regelmäßig

Bildlicher Vergleich in der klassischen Literatur

kein bildlicher Vergleich bekannt, lediglich Änderung der Pulsfrequenz

Bedeutung in der Praxis

- Hinweis für Kälte-Krankheit (hier mehr Innen-Kälte) und Schmerzen, auch ein Zeichen für „organische" Erkrankungen
- intrakranieller Druck, obstruktiver Ikterus, rheumatische Herzerkrankung, Virusmyokarditis, koronare Herzerkrankung, Digitalisintoxikation

Kombination mit anderen Pulsformen

- **langsamer Puls und kräftiger Puls:** Fülle-Kälte (echte Kälte)
- **langsamer Puls und schwacher Puls:** Leere-Kälte, Kälte-Krankheiten durch *Yang-Qi*-Mangel und übermäßige *Yin*-Kälte im Inneren (sog. „unechte" Kälte)
- **langsamer Puls und oberflächlicher Puls** (➤ Kap. 5.1.1): äußere Kälte
- **langsamer Puls und schlüpfriger Puls** (➤ Kap. 5.7.3): Blähungen und Ödeme

Vorkommen

Sportler und körperlich schwer arbeitende Menschen

rechts

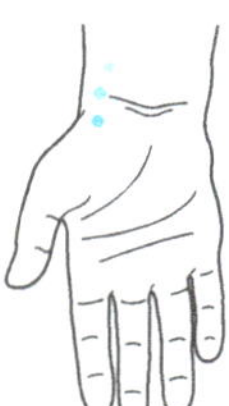

Chi	Schwellungsschmerzen im Unterbauch, Muskelkatergefühl im Rücken, starke Diarrhö
Guan	Kälte im Bereich von Magen und Milz, Verdauungsstörungen
Cun	Kälte in der Brust, Brustbeklemmung, Husten, Schleim, Kurzatmigkeit

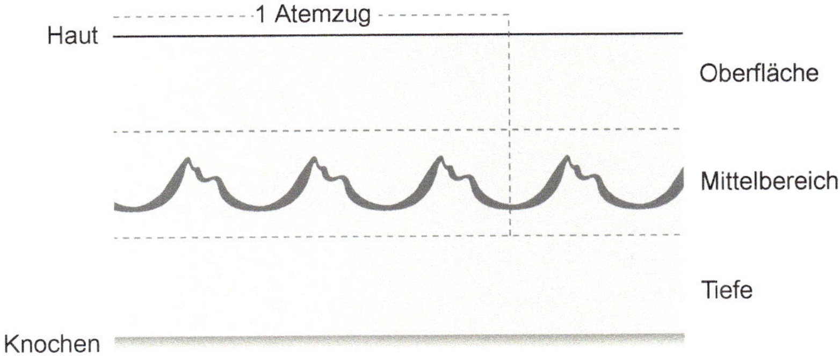

Der langsame Puls ist ein Yin-Puls und Leitkriterienpuls.

Diarrhö wegen Nieren-Schwäche, Rückenschmerzen, Menstruationsbeschwerden	
Krämpfe in den Extremitäten, Völlegefühl im Bereich von Magen, Leber und Gallenblase	Guan
Völle- und Kältegefühl, Schmerzen in der Brust, Müdigkeit	Cun

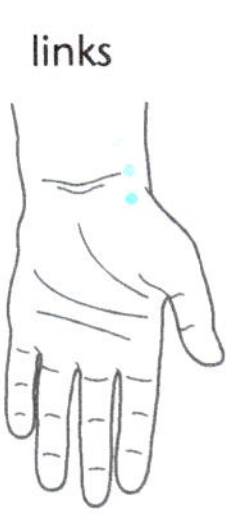

5.5 Rhythmus des Pulses

5.5.1 Schneller und unregelmäßiger Puls

促脉

Cu Mai

Beschreibung des Pulses

schnell und unregelmäßig

Bildlicher Vergleich in der klassischen Literatur

„Wie ein Mensch, der unregelmäßig (schnell und langsam) läuft und immer wieder stoppt."

Bedeutung in der Praxis

- übermäßige *Yang*-Hitze
- drohendes Organversagen
- erhöhter Sympathikotonus, toxische Karditis, bei Jugendlichen Sinusarrhythmie mit Sinustachykardie

Kombination mit anderen Pulsformen

- **Schneller, unregelmäßiger Puls und kräftiger Puls:** übermäßige *Yang*-Hitze, Fülle-Stagnation
- **Schneller, unregelmäßiger Puls und schwacher Puls:** drohendes Organversagen

rechts

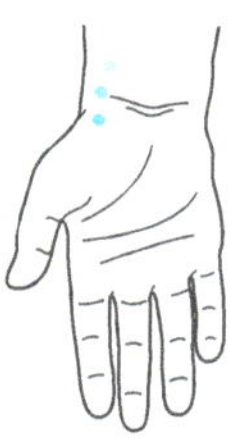

Chi	starkes Nieren-Feuer, blutiger Stuhl
Guan	Schwellungsgefühl und Schmerzen im Bereich des Magens, Erbrechen, Verdauungsstörungen
Cun	Husten, viel schleimiger Auswurf

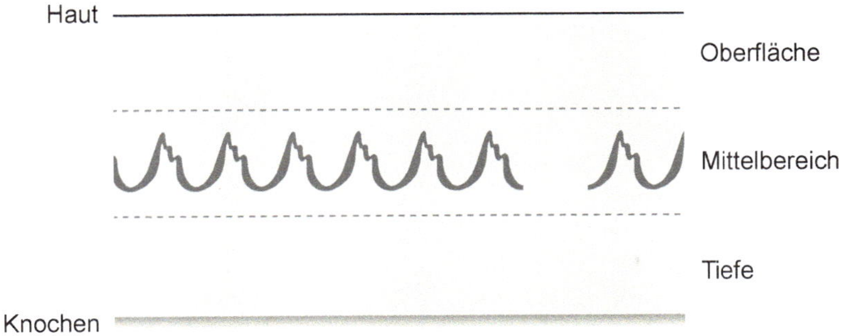

Der schnelle und unregelmäßige Puls ist ein Yang-Puls und ist nicht oft mit anderen Pulsformen kombiniert.

Nieren-Hitze, Schwindel, trüber Urin, spontaner Samenerguss

Guan: Schwellungsgefühl und Blut-Stauung im Oberbauch

Cun: Herz-Hitze, Schleim-Blockade in der Brust

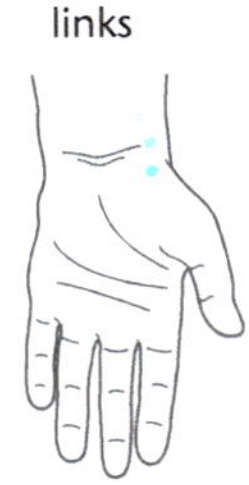

5.5.2 Langsamer und unregelmäßiger (knotiger) Puls

结 脉

Jie Mai

Beschreibung des Pulses

unregelmäßig, träge und langsam; auch normale Pulsfrequenz möglich

Bildlicher Vergleich in der klassischen Literatur

„Wie ein Mensch, der langsam geht und in unregelmäßigen Abständen stoppt."

Bedeutung in der Praxis

- übermäßige *Yin*- und *Qi*-Stagnation, Kälte-Schleim-Krankheit und Blut-Stagnation, Raumforderung im Abdomen, Verdauungsstörungen (= pathologische Fülle-Stagnation)
- Zeichen für Erschöpfung von Organen, *Qi*- und Blut-Mangel, meist eine organische Störung des Herzens
- Rhythmusveränderungen, koronare Herzerkrankung, rheumatische Herzerkrankung, Cor pulmonale, Myokarditis

Kombination mit anderen Pulsformen

- **Knotiger Puls und intermittierender Puls** (> Kap. 5.5.3): Herz-*Qi*-Schwäche durch Kälte, Herzrasen, Durchblutungsstörungen
- **Knotiger Puls und tiefer Puls** (> Kap. 5.1.2): Retention von Schleim und Wasser, Blut-Stagnation

rechts

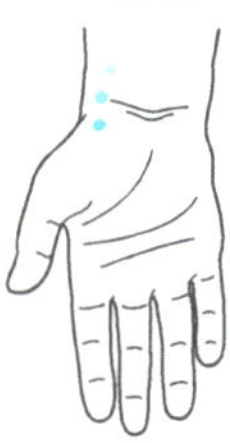

Chi	unregelmäßige Periode, Bauchschmerzen während der Periode, Blähungen
Guan	Völlegefühl im Bereich des Magens, Blähungen im Bauch, Appetitlosigkeit, Magenschmerzen
Cun	Kurzatmigkeit, Brustbeklemmung, Brustschmerzen, Herzklopfen, Husten, Asthma

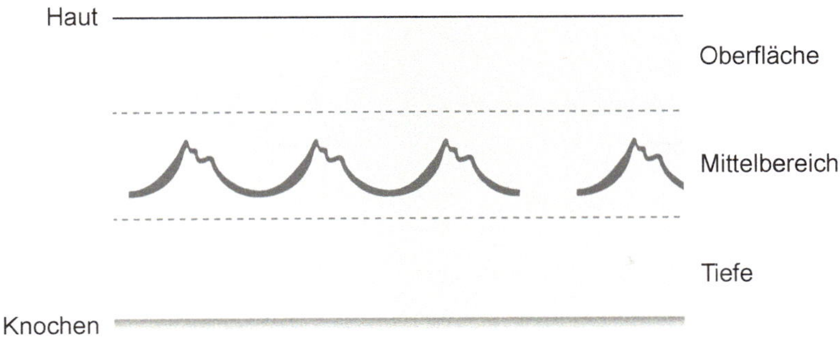

- **Knotiger Puls und oberflächlicher Puls** (➤ Kap. 5.1.1): Kälte-Blockierung in den Leitbahnen, Gliederschmerzen
- **Knotiger Puls und schneller Puls** (➤ Kap. 5.4.1): starke *Yin*-Schwäche, Leere-Hitze (unechte Hitze)
- **Knotiger Puls und träger Puls** (➤ Kap. 5.4.3): *Yang-Qi*-Schwäche

Der langsame und unregelmäßige (knotige) Puls ist ein Yin-Puls.

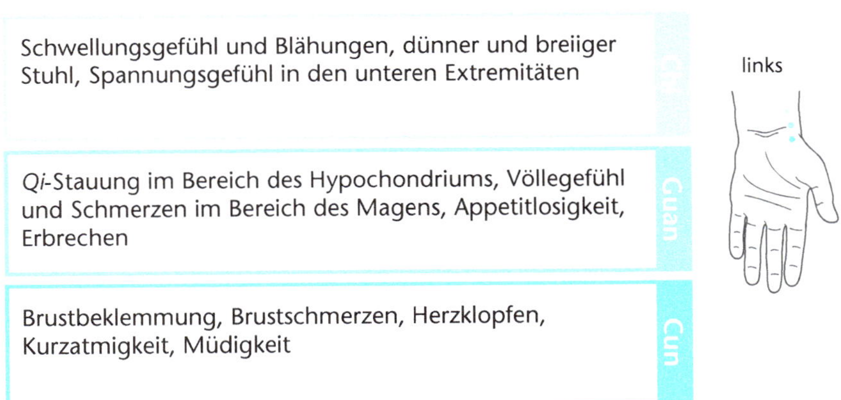

5.5.3 Intermittierender Puls

代脉

Dai Mai

Beschreibung des Pulses

Zeichen für eine Herzrhythmusstörung (regelmäßig)

Bildlicher Vergleich in der klassischen Literatur

„Wie ein Mensch, der geht und regelmäßig stoppt."

Bedeutung in der Praxis

- *Qi*-Erschöpfung von Organen, *Qi*- und Blut-Mangel
- Zeichen für starke Schmerzen, große Angst und Schrecken, Verletzungen
- akuter Herzinfarkt, koronare Herzerkrankung, Myokarditis, Hypertonie, weitere Herzerkrankungen, Rhythmusstörungen aufgrund einer Herzinsuffizienz, AV-Block

Kombination mit anderen Pulsformen

Keine Kombination mit anderen Pulsformen. Der Puls ist Warnsignal und Hinweis auf eine Organ-*Qi*-Erschöpfung kurz vor dem Tod.

rechts

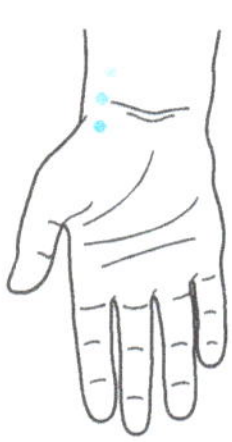

Chi	Blähungen und Schmerzen im Unterbauch, Hernienschmerzen, Obstipation, Schwierigkeiten bei Wasserlassen und Stuhlgang
Guan	Magenschmerzen, Hunger, aber Appetitlosigkeit, Blähungen
Cun	Brustschmerzen, Kurzatmigkeit, Herzklopfen, Schweißausbrüche

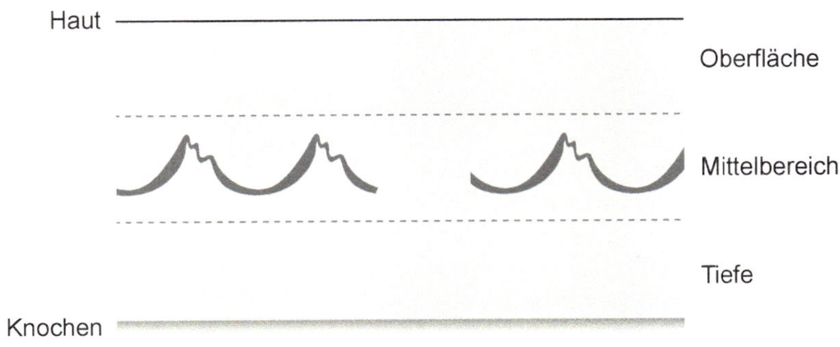

Der intermittierende Puls ist ein Yin-Puls.

Muskelkatergefühl und Schmerzen im Rücken, Schwellungsgefühl und Schmerzen im Unterbauch, Schlaflosigkeit, Obstipation

Guan
Brustbeklemmung, Völlegefühl im Oberbauch, Unruhe, Appetitlosigkeit

Cun
Brustbeklemmung, Herzklopfen, Kurzatmigkeit

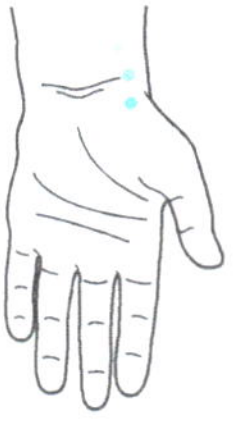

5.6 Länge des Pulses

5.6.1 Langer Puls

长 脉

Chang Mai

Beschreibung des Pulses

Der Puls ist länger als normal, d.h. der Pulsschlag ist länger als sein Schlagbereich. Der Pulskörper ist lang und gerade. Man spürt den Puls nur unter dem Zeigefinger (*Cun*-Position) und Ringfinger (*Chi*-Position), nicht aber unter dem Mittelfinger (*Guan*-Position).
(kurzer Puls – normaler Puls – langer Puls)

Bildlicher Vergleich in der klassischen Literatur

„Wie ein langer Bambusstock."

Bedeutung in der Praxis

- Pathologisch langer Puls: Der Puls ist lang und hart, nicht träge und gemächlich; übermäßige pathologische Faktoren verursachen Fülle-Symptome, z.B. Leber-Feuer, *Qi* steigt nach oben – entgegen die normale Fließrichtung, Schleim-Hitze, Epilepsie, Hernien, Obstipation etc.
- Physiologisch langer Puls: Der Puls ist lang, aber träger, weich und gemächlich; *Qi* und Blut sind in gutem Zustand, das Puls-*Qi* fließt

rechts

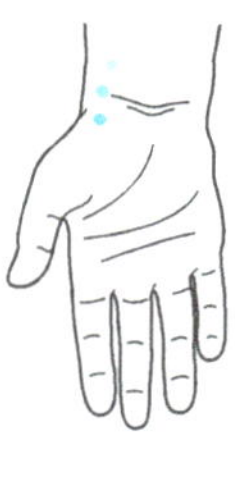

Chi	Nieren-*Yang*-Hitze, Schwindel, Unruhe, Unterbauchschmerzen, Obstipation, blutiger Urin
Guan	Völlegefühl und Schwellungsgefühl im Magen, Verdauungsstörungen, Sodbrennen, Erbrechen, Appetitlosigkeit
Cun	Brustbeklemmung, Schleim-Husten, Halsschmerzen

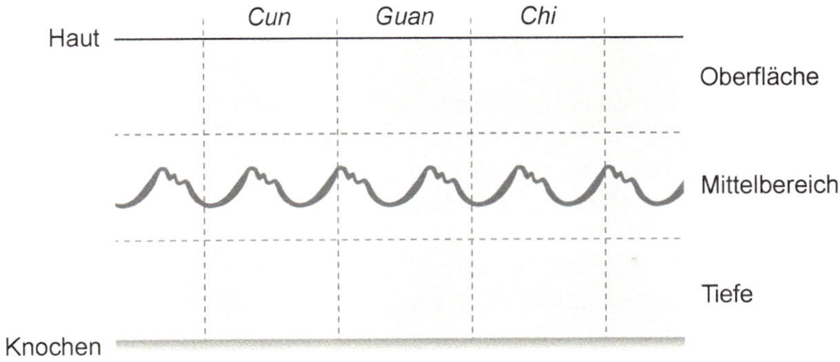

Kombination mit anderen Pulsformen

- **Langer Puls und voller Puls** (➤ Kap. 5.3.3): Hitze-Stagnation
- **Langer Puls und straffer Puls** (➤ Kap. 5.7.2): Leber-Krankheit oder Bauchschmerzen
- **Langer Puls und oberflächlicher Puls** (➤ Kap. 5.1.1): Eindringen äußerer pathogener Faktoren
- **Langer Puls und tiefer Puls** (➤ Kap. 5.1.2): Völlegefühl im Magen, Obstipation

Der lange Puls ist ein Yang-Puls.

Chi: Völlegefühl und Schmerzen im Unterbauch, Obstipation, Brennen beim Wasserlassen

Guan: Leber-*Yang* steigt nach oben: Hypertonie, Schwindel, Unruhe, Völlegefühl im Magen

Cun: Zungenschmerzen, Herz-Hitze, Unruhe, Herzrasen

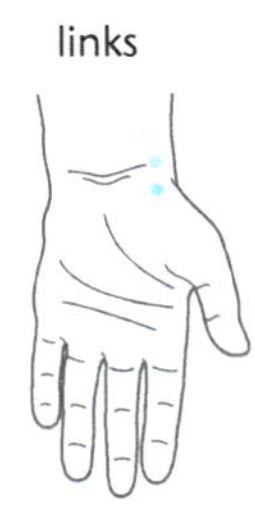

5.6.2 Kurzer Puls

短 脉

Duan Mai

Beschreibung des Pulses

Der Pulskörper ist kürzer als die normale Länge des Pulses. Der Puls ist hauptsächlich unter dem Mittelfinger (Guan-Position) zu spüren, weniger oder überhaupt nicht spürbar unter dem Zeige- und Ringfinger (Cun- und Chi-Position). Der kurze Puls kann nur im Vergleich mit dem langen Puls festgestellt werden.
(kurzer Puls – normaler Puls – langer Puls)

Bildlicher Vergleich in der klassischen Literatur

„Wie eine Schildkröte mit verstecktem Kopf, eingezogenem Schwanz und Füßen" (Schildkröten-Puls)

Bedeutung in der Praxis

Schleim-Blockaden, Verdauungsstörungen, Blut-Stagnation

Kombination mit anderen Pulsformen

- **Kurzer Puls und schwacher Puls:** Zeichen von *Qi*-Krankheiten, z.B. *Yang*-Erschöpfung (kritischer, durch Erschöpfung des *Yang-Qi* [Energie] verursachter Zustand), *Qi*-Schwäche, Blutverlust etc.
- **Kurzer Puls und kräftiger Puls:** *Qi*-Fülle-Syndrom

rechts

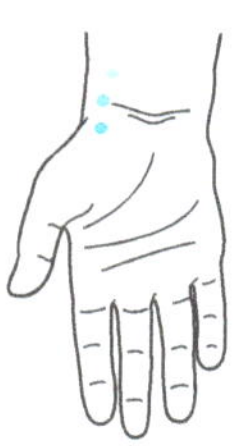

Chi	Kälte und Schmerzen im Unterbauch, Rückenschmerzen, spontaner Samenerguss, unregelmäßige Periode
Guan	Blähungen, Völlegefühl im Magen, Appetitlosigkeit, Sodbrennen, Verdauungsstörungen
Cun	Müdigkeit (körperlich und geistig), Kurzatmigkeit, Schwindel

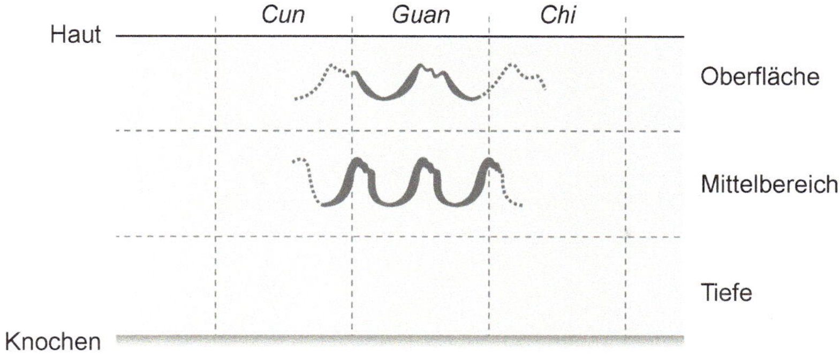

Der kurze Puls ist ein Yin-Puls.

Schwellungsgefühl und Blähungen im Unterbauch, Obstipation, Brennen beim Wasserlassen, unregelmäßige Periode, spontaner Samenerguss, Schmerzen und Muskelkatergefühl im Rücken	Chi
Leber-*Qi*-Stauung, Schwellungsgefühl und Schmerzen im Bereich des Hypochondriums, Unruhe, Völlegefühl im Magen, Appetitlosigkeit	Guan
Herzklopfen, Kurzatmigkeit, Brustbeklemmung, Schlaflosigkeit, viele Träume, Schwindel	Cun

links

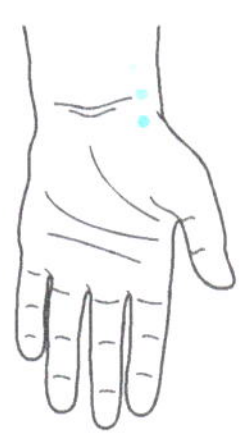

5.7 Form des Pulses

5.7.1 Saitenförmiger Puls

弦 脉

Xian Mai

Beschreibung des Pulses

Der Puls ist gespannt, der Pulskörper kräftig, gerade, lang und nicht beweglich.

Bildlicher Vergleich in der klassischen Literatur

„Wie der Druck auf eine Geigensaite", „Saitenbogen-Puls"

Bedeutung in der Praxis

- Leber-Gallen-Krankheiten: Leber-Feuer, Leber-*Qi*-Blockaden, übermäßiges Leber-*Yang* (Hyperaktivität von Leber-*Yang*), Nässe und Hitze von Leber und Galle
- Schleim-Retention: Schleim-Nässe-Symptom, Flüssigkeits-Retention
- Schmerzen: Bauchschmerzen, Brustschmerzen, Kopfschmerzen etc. (bei allen Schmerzzuständen findet sich der saitenförmige Puls)
- Malaria: Hauptpulsart für Malaria
- Weitere Krankheiten: Hepatitis, Gallenkolik, Leberzirrhose, Hypertonie, Arteriosklerose etc.

Kombination mit anderen Pulsformen

- **Saitenförmiger Puls und schneller Puls** (➤ Kap. 5.4.1): Hitze, Leber-Hitze
- **Saitenförmiger Puls und langsamer Puls** (➤ Kap. 5.4.4): hartnäckiges Kälte-Syndrom

rechts

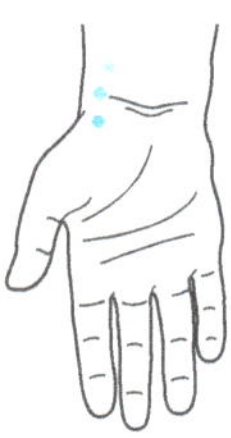

Chi	Kälte-Schmerzen, Hernienschmerzen, Beinkrämpfe
Guan	Kälte im Magen, Bauchschmerzen
Cun	Brustbeklemmung, Brustschmerzen, Husten mit Schleim, Kurzatmigkeit

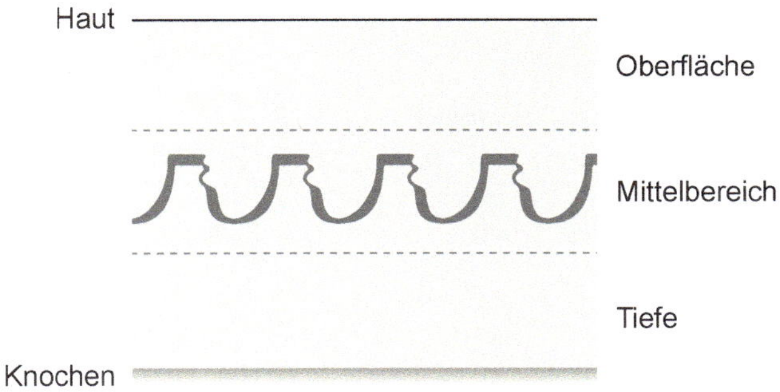

Der saitenförmige, drahtige Puls ist ein Yang-Puls.

Schmerzen im Unterbauch, Schmerzen im Bereich von Rücken und Knien	
Völlegefühl und Schmerzen im Bereich des Hypochondriums, Fieber und Frösteln (abwechselnd)	Guan
Herzklopfen, Kopfschmerzen, nächtliches Schwitzen	Cun

links

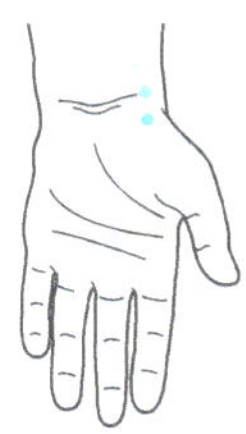

5.7.2 Straffer Puls

紧 脉

Jin Mai

Beschreibung des Pulses

schneller, straffer, gespannter und kräftiger Puls

Bildlicher Vergleich in der klassischen Literatur

„Wie ein stark verdrehtes Seil."

Bedeutung in der Praxis

- Kälte-Krankheiten und Schmerzkrankheiten
- Akute Schmerzen, z.B. Kälte-Schmerzen im Bauch, Kälte-Schmerzen in den Gelenken, Herzschmerzen
- Verdauungsstörungen

Kombination mit anderen Pulsformen

- **Straffer Puls und oberflächlicher Puls:** äußeres Kälte-Symptom, Schüttelfrost, Fieber aufgrund von Erkältung
- **Straffer Puls und tiefer Puls** (> Kap. 5.1.2): inneres Kälte-Syndrom, *Yin*-Innenkälte im Körper, Ödeme durch Schleim und Nässe, Magen- und Bauchschmerzen wegen Kälte
- **Straffer Puls und rauer Puls** (> Kap. 5.7.4): Blockaden von *Qi* und Blut
- **Straffer Puls und voller Puls** (> Kap. 5.3.4): Raumforderung im Bereich des Hypochondriums (Nabelregion)

rechts

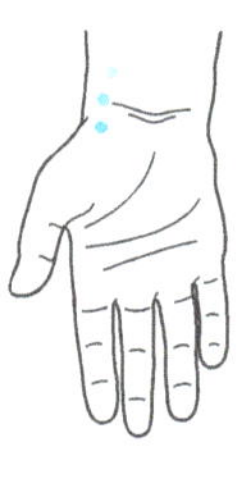

Chi	Hernienschmerzen, *Ben Tun* = Gefühl, dass Gas aus dem Unterbauch durch den Thorax in die Kehle aufstößt
Guan	Bauchschmerzen durch Kälte
Cun	Husten durch Lungen-Kälte, Verdauungsstörungen durch übermäßige Nahrungsaufnahme

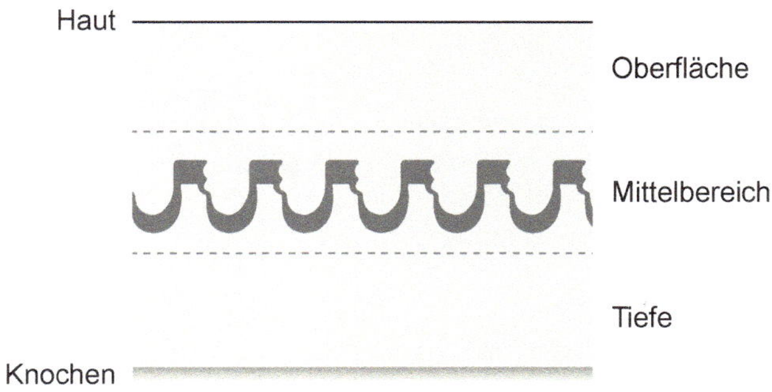

Weiteres Vorkommen
Der straffe Puls ist ein Kombinationspuls.

Der straffe Puls ist ein Yang-Puls im Yin.

Schmerzen im Unterbauch, *Yin*-Kälte-Schmerzen im Unterbauch	
Schmerzen im Bereich des Hypochondriums	Guan
Fieber, Kälte-Krankheit, Herzschmerzen	Cun

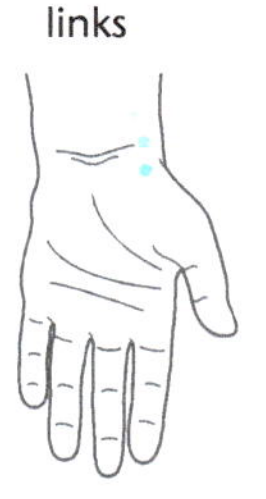

5.7.3 Schlüpfriger Puls

滑 脉

Hua Mai

Beschreibung des Pulses

Der Puls verläuft glatt unter den tastenden Fingern, fühlt sich rund an wie rollende Kugeln, kommt und geht mit Leichtigkeit. (rauer Puls – normaler Puls – schlüpfriger Puls)

Bildlicher Vergleich in der klassischen Literatur

„Wie Perlen, die auf einem flachen Jade-Teller rollen."

„Wie Wassertropfen auf dem Lotusblatt."

Bedeutung in der Praxis

Der schlüpfrige Puls ist ein Zeichen für Fülle-Hitze, Schleim und Verdauungsstörungen

- **Fülle-Hitze-Symptom:** Fieber, Infektion etc.
- **Nässe-Hitze:** Gelbsucht, Ruhr, Diarrhö, Dysurie, Blähungen und Obstipation durch Verdauungsstörungen
- **Schleim- und Nässe-Syndrom:** Husten, Asthma, Erbrechen bei übermäßigem Auswurf, Ödeme
- **Schwangerschaftspuls**

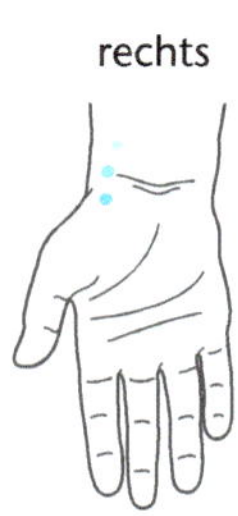

Chi	Schmerzen beim Wasserlassen, blutiger Urin, Schwellungen und Schmerzen in den unteren Extremitäten
Guan	Völlegefühl im Magen, Blähungen, Verdauungsstörungen, Bauchschmerzen, Erbrechen
Cun	Völlegefühl, Brustschmerzen, Husten mit viel Schleim, Asthma, Kurzatmigkeit

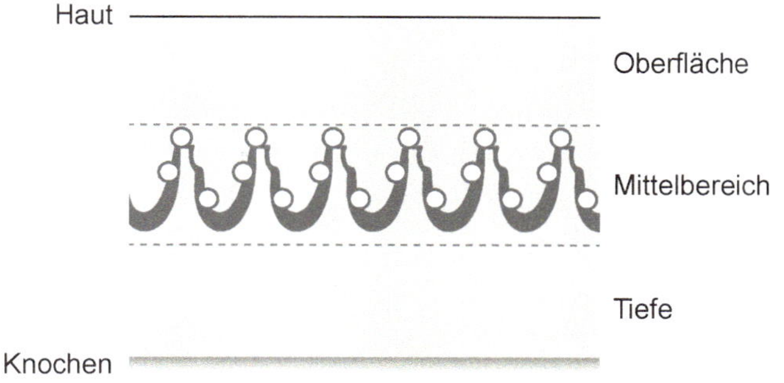

Kombination mit anderen Pulsformen

- **Schlüpfriger Puls und schneller Puls** (➤ Kap. 5.4.1): Innere Hitze, Hitze-Stagnation
- **Schlüpfriger Puls und langsamer Puls** (➤ Kap. 5.4.4): Magen-Fülle, Blähungen

Weiteres Vorkommen

Der schlüpfrige Puls kann auch bei gesunden Menschen vorkommen. Er ist typischerweise in der Schwangerschaft festzustellen.

Der schlüpfrige Puls ist ein Yang-Puls. In manchen Werken Leitkriterien-Puls.

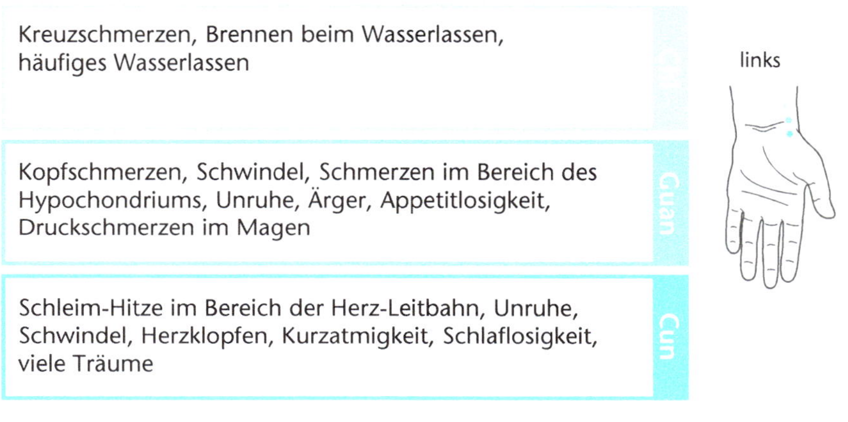

5.7.4 Rauer Puls

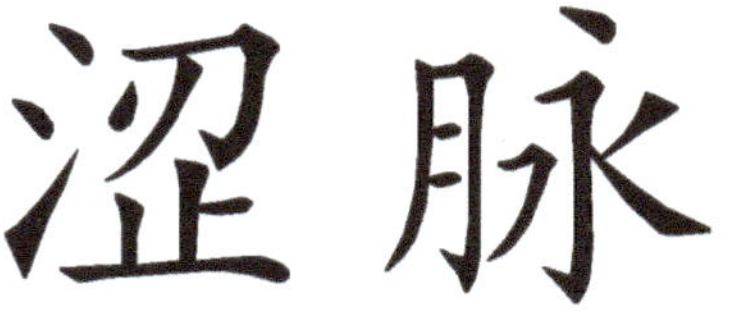

Se Mai

Beschreibung des Pulses

Der Puls kommt und geht schleifend und rau, ist nicht fließend; er ist das Gegenteil des schlüpfrigen Pulses (rauer Puls – normaler Puls – schlüpfriger Puls)

Bildlicher Vergleich in der klassischen Literatur

„Wie wenn man mit einem leichten Messer an frischer Bambusrinde kratzt."
„Wie eine kranke Seidenraupe, die Maulbeerblätter frisst."

Bedeutung in der Praxis

- **Fülle-Syndrom (kräftiger und rauer Puls):** *Qi*-Stagnation, Blut-Stagnation, Verdauungsstörungen, Schleim-Blockaden
- **Leere-Syndrom (kraftloser und rauer Puls):** *Qi*-Mangel, Blut-Mangel, *Yin*-Schwäche, Schweißausbrüche
- **Blut-Stagnation**
- **psychische Probleme bei der Patientin:** *Qi*-Blockaden, Amenorrhö, Blutergüsse während der Menstruation, verlängerte Menstruationsblutung
- Arteriosklerose, Hyperlipidämie, schwere Diarrhö, Erbrechen, chronisches Cor pulmonale, Polycythaemia vera rubra, Hyperhämoglobinämie etc.

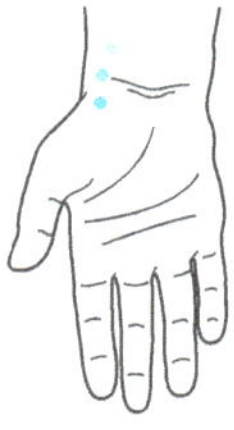

Chi	Obstipation, Blutverlust, lange Periode
Guan	Schwellungsgefühl im Bereich des Hypochondriums wegen Magen-Schwäche
Cun	Herzschmerzen, Unruhe, Brustschmerzen

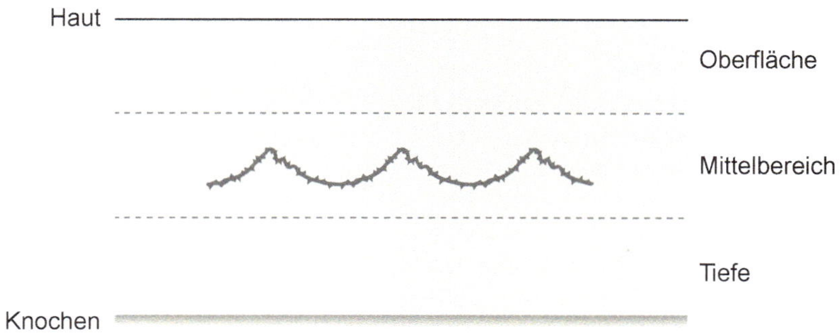

Kombination mit anderen Pulsformen

- **Rauer Puls und kräftiger Puls:** Fülle-Syndrom – *Qi*-Stagnation, Blut-Stagnation, Verdauungsstörungen, Schleim-Blockaden
- **Rauer Puls und schwacher Puls:** Leere-Syndrom – *Qi*-Mangel, Blut-Mangel, *Yin*-Schwäche, Schweißausbrüche

Der raue Puls ist ein Yin-Puls. In manchen Werken Leitkriterien-Puls.

spontaner Samenerguss, starke Periodenblutung, Abort	Chi
Schmerzen im Bereich des Hypochondriums wegen Blut-Schwäche	Guan
Herzschmerzen, Unruhe	Cun

links

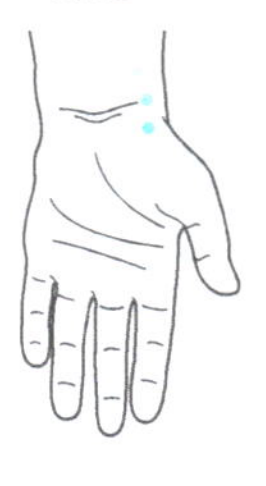

5.7.5 Trommelpuls

革 脉

Ge Mai

Beschreibung des Pulses

Der Puls ist bei leichtem Druck spürbar, er ist groß und saitenförmig; außen (Pulswand) ist er hart, innen hohl. Der Trommelpuls ist oberflächlich und kräftig (wie das Fell auf einer Trommel); der hohle Puls ist oberflächlich, aber kraftlos (wie der Druck auf eine Schnittlauchstange), die Pulswand ist schwach und weich.

Bildlicher Vergleich in der klassischen Literatur

„Wie der Druck auf das Fell einer Trommel."

Bedeutung in der Praxis

- Blutverlust (*Yin*-Verlust) und Verlust von Lebensessenz *Jing* und Reproduktionsessenz (Samenzellen).
- Blutungen: Blutungen bei aplastischer Anämie, Leberzirrhose, übermäßige (starke) Blutungen nach Entbindung oder Abort, Hypovolämie durch starke Dehydratation
- Konsumierende Erkrankungen: meist bei Männern, z.B. Erschöpfung der Nieren durch Überanstrengung, Lumbalgie, Spermatorrhö, Impotenz etc.

Kombination mit anderen Pulsformen

Der Trommelpuls ist ein „gemischter" Puls und tritt nicht in Kombination mit anderen Pulsformen auf.

rechts

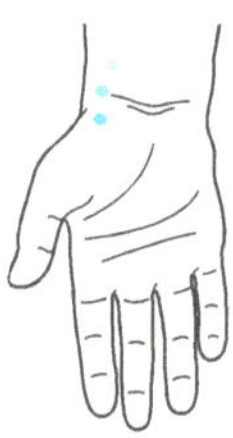

Chi	Müdigkeit, Blähungen, starke Periodenblutung, Abort, Schmerzen und Muskelkatergefühl im Rücken
Guan	Blähungen und Völlegefühl im Magen, Appetitlosigkeit, Verdauungsstörungen, Magenschmerzen
Cun	Husten, Asthma, Brustbeklemmung, Kurzatmigkeit, Schleim

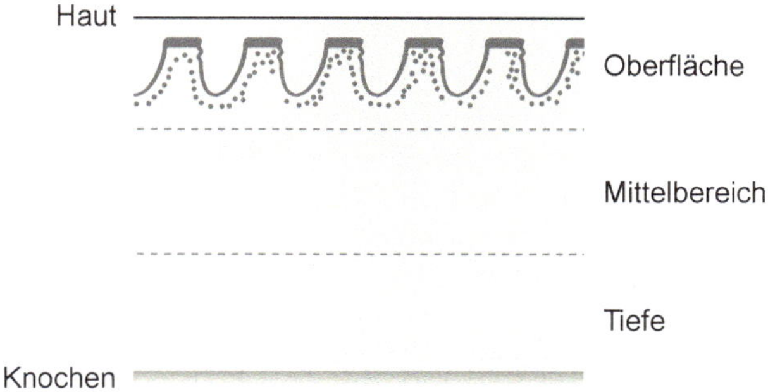

Weiteres Vorkommen

Meist bei über 40-jährigen Patienten.

Der Trommelpuls ist ein Yin-Puls im Yang.

Schmerzen und Muskelkatergefühl im Rücken, spontaner Samenerguss, Schlaflosigkeit, häufiges Wasserlassen, Vergesslichkeit

Guan: Schwellungen und Schmerzen im Bereich des Hypochondriums, Unruhe, Völlegefühl im Magen, Appetitlosigkeit

Cun: Brustbeklemmung, Kurzatmigkeit, Herzklopfen, Herzschmerzen, Unruhe

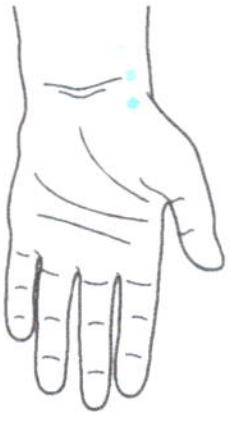

5.7.6 Fixierter Puls

牢	脉
Lao	Mai

Beschreibung des Pulses

Der fixierte Puls ist eine Kombination aus tiefem, saitenförmigem, langem, großem und vollem Puls. Der Puls liegt in tiefer Position. Bei leichtem oder mittlerem Druck ist er nicht tastbar. Der Puls ist sehr fest und stark, die Pulsform ist lang und groß. Der Pulsschlag ist saitenförmig und kraftvoll.

Bildlicher Vergleich in der klassischen Literatur

„Wie ein fester Druck auf einem Seidenfaden."
„Wie eine in Watte gewickelte Nadel."

Bedeutung in der Praxis

- Hinweis auf *Yin*-Kälte-Stagnation (Fülle-Syndrom) aufgrund von *Yang-Qi*-Senkung im Körper, z.B. Kälte-Schmerz-Krankheiten, Hernien (Kälte-Typ), Raumforderungen im Abdomen und Schmerzen
- Arteriosklerose, chronische Nephropathie

Kombination mit anderen Pulsformen

Kombination mit anderen Pulsen selten; der fixierte Puls ist ein „gemischter" Puls

- **Fixierter Puls und langsamer Puls** (➤ Kap. 5.4.4): Kälte-Stagnation, hartnäckiges Kälte-Syndrom
- **Fixierter Puls und schneller Puls** (➤ Kap. 5.4.1): Hitze-Stagnation

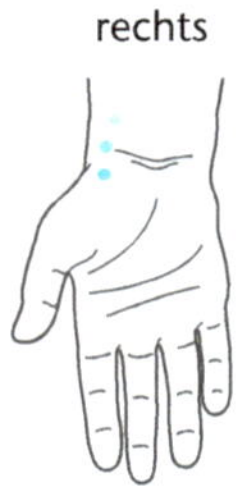

Chi	Tumorschmerzen, Hernien
Guan	Tumoren im Oberbauch, Kälte-Stagnation im Bauch
Cun	Substanzansammlung (Entzündung, Tumor etc.) im rechten Hypochondrium, Tachypnoe, Spannungsgefühl in der Brust, Aufstoßen und Aushusten von purulentem, blutigem Sputum

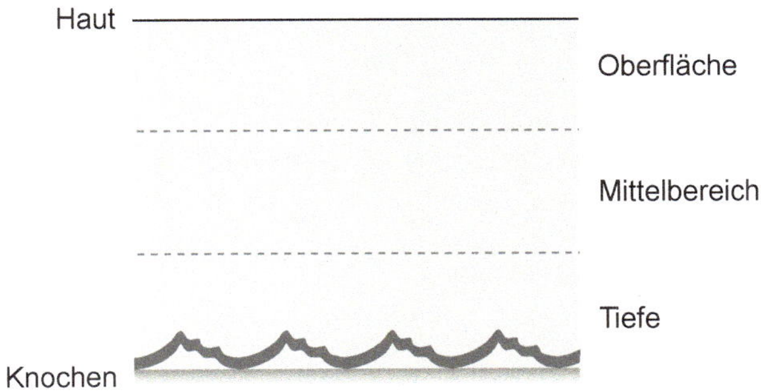

Der fixierte Puls ist ein Yang-Puls im Yin.

Hernien, starke Schmerzen	Chi
Leber-Stauung, Blut-Stauung, Tumoren	Guan
Substanzansammlung (Entzündung, Tumor etc.) im Bereich des Herzens oder im linken Hypochondrium	Cun

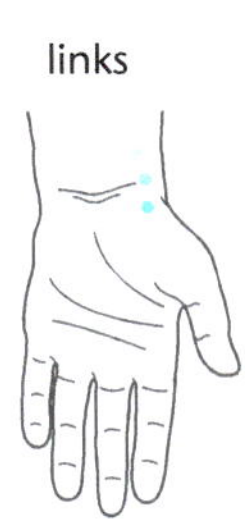

5.7.7 Beweglicher Puls

动脉

Dong Mai

Beschreibung des Pulses

Der Puls ist schnell, schlüpfrig und kräftig, aber beweglich und rollend. Er hat weder Anfang noch Ende.

Bildlicher Vergleich in der klassischen Literatur

„Puls ohne Kopf und Schwanz."
„Wie eine unruhige, bewegliche und rollende Bohne."

Bedeutung in der Praxis

- Schmerzen, *Qi*- und Blut-Stagnation, z.B. Magenschmerzen, Erbrechen, Verdauungsstörungen
- auch bei spontanem Schweißausbruch, Nachtschweiß, Metrorrhagie, Palpitationen und Angst

Kombination mit anderen Pulsformen

Keine Kombination mit anderen Pulsformen

rechts

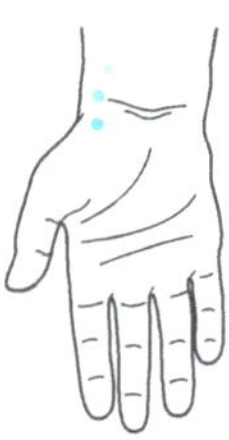

Chi	starkes Nieren-Feuer, spontaner Samenerguss, starke Periodenblutung
Guan	Magenschmerzen, Erbrechen
Cun	Schweißneigung, Kurzatmigkeit

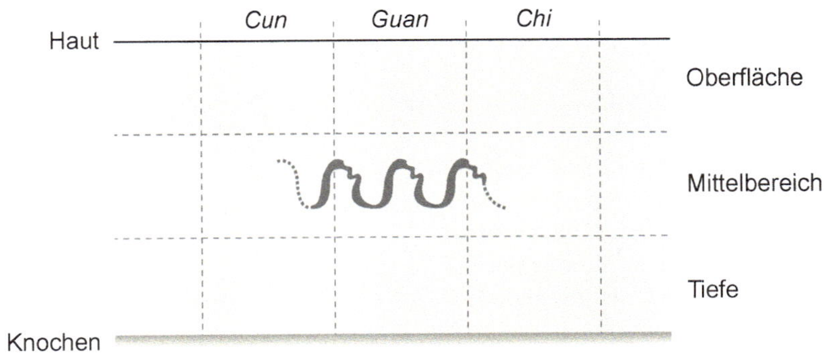

Der bewegliche Puls ist ein Yang-Puls.

Chi	Angst, Verkrampfung der Sehnen, spontaner Samenerguss, starke Periodenblutung
Guan	Schmerzen, Bauchkrämpfe
Cun	Herzklopfen, Angstgefühl, Unruhe

links

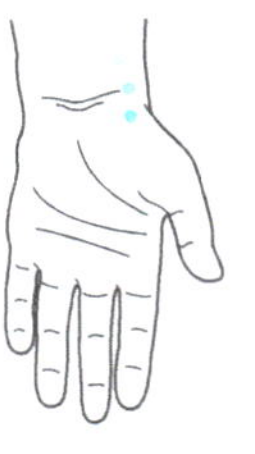

5.7.8 Verstreuter (sich auflösender) Puls

散 脉

San Mai

Beschreibung des Pulses

Zwei Formen:

- oberflächlich, sich auflösend, verstreut und zerfließend; der Puls hat keine Wurzel, ist bei leichtem Druck spürbar, bei starkem Druck nicht mehr spürbar
- schwer, Pulsfrequenz ist zu spüren; der Puls ist unregelmäßig und unbestimmt, nicht Zeichen für Herzrhythmusstörung
- (saitenförmig – normale – weich (kraftlos) – verstreut)

Bildlicher Vergleich in der klassischen Literatur

„Wie eine Daune im Wind."
„Wie lose Blätter."

Bedeutung in der Praxis

- Warnhinweis für *Zang-Qi* (bedrohte vitale Funktionen, verminderte Abwehrkraft und Regenerationsfähigkeit des Körpers pathogenen Faktoren gegenüber, Erschöpfung von Organen) und wird in kritischen Krankheitszuständen beobachtet
- entsteht auch bei zerstörtem Ursprungs-*Yuan-Qi, Qi-* und Blut-Erschöpfung, Herzrasen, Ödemen, starkem Husten und Schluckauf; auch bei Abort und vor bzw. nach der Entbindung
- bei artherosklerotischen Herzerkrankungen, rheumatischen Herzerkrankungen, schweren pulmonal bedingten Herzerkrankungen

rechts

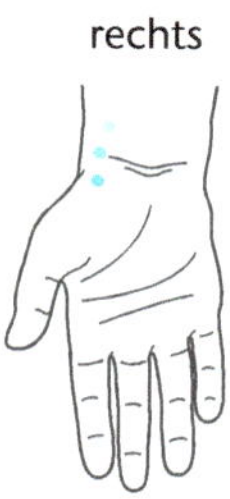

Chi	Nieren-*Yang*-Leere, präfinaler Zustand
Guan	Ödeme in den Füßen, Aszites
Cun	häufiges Schwitzen wegen Lungen-*Qi*-Mangel

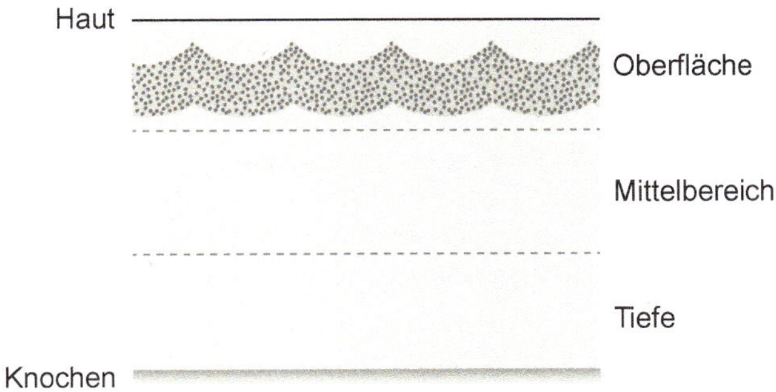

Kombination mit anderen Pulsformen

- **Verstreuter Puls und oberflächlicher Puls** (> Kap. 5.1.1): starkes Schwäche-Syndrom
- **Verstreuter Puls und tiefer Puls** (> Kap. 5.1.2): Klumpenbildung durch kaltes Essen

Der zerfließende/verstreute (sich auflösende) Puls ist ein Yin-Puls.

Nieren-*Yin*-Leere, präfinaler Zustand

Guan
Patient trinkt nicht mehr

Cun
Angstgefühl wegen Herz-*Qi*-Mangel

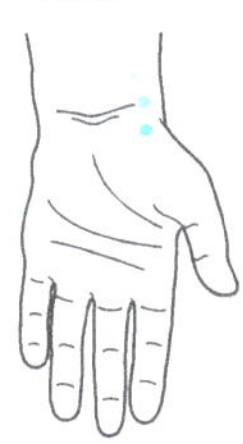

5.8 Die 10 seltsamen Pulse

Guai Mai heißt seltsamer Puls. Diese Puls-Arten werden auch außerordentliche pathologische Pulse genannt und sind in der Praxis selten zu fühlen. Erstmals wurden diese Pulse im *Huang Di Nei Jing* erwähnt. Der Arzt *Wei Yilin* (*Yuan*-Dynastie) hat die seltsamen Pulse nach 10 Sorten sortiert und als Schrift veröffentlicht. Einige Ärzte der *Qing*-Dynastie haben danach nur noch 7 seltsame Pulse genannt.

5.8.1 Pickender Vogel

雀啄 脉

Quezhuo Mai

Beschreibung des Pulses
Der Puls ist schnell und unregelmäßig, schlägt in Intervallen.

Bildlicher Vergleich in der klassischen Literatur
„Wie ein Vogel, der Nahrung aufpickt."

Bedeutung in der Praxis
Der Puls ist Hinweis dafür, dass der Patient an schweren organisch bedingten Herzbeschwerden leidet. Die Prognose ist schlecht.

5.8.2 Tröpfelndes Wasser

屋漏 脉

Wulou Mai

Beschreibung des Pulses
Der Puls ist langsam und arhythmisch.

Bildlicher Vergleich in der klassischen Literatur
„Wie Regentropfen, die durch eine undichte Stelle im Dach heruntertropfen."

Bedeutung in der Praxis
Dies ist ein Hinweis darauf, dass Milz- und Magen-*Qi* sehr erschöpft sind.

Westliche Diagnose
Aus schulmedizinischer Sicht leiden solche Patienten meist an einem AV-Block.

5.8.3 Brodelndes Wasser

釜沸脉

Fufei Mai

Beschreibung des Pulses
Der Puls ist oberflächlich und schnell.

Bildlicher Vergleich in der klassischen Literatur
„Wie sprudelnd kochendes Wasser."

Bedeutung in der Praxis
Dies ist ein Hinweis darauf, dass das Herz-*Qi* erschöpft ist.

Westliche Diagnose
Aus schulmedizinischer Sicht leiden solche Patienten meist an einer ventrikulären Tachykardie.

5.8.4 Schwimmende Krabbe

虾游脉

Xiayou Mai

Beschreibung des Pulses
Dieser Puls ist fast nicht fühlbar, gelegentlich sind schleudernde Schläge tastbar.

Bildlicher Vergleich in der klassischen Literatur
„Wie eine Krabbe, die ins Wasser schnellt."

Bedeutung in der Praxis
Dies ist ein Zeichen für eine *Yin*- und *Yang*-Trennung.

Westliche Diagnose
Aus schulmedizinischer Sicht kann es sich um eine syphilitische Herzkrankheit (Cardiopathia syphilitica), Herzinsuffizienz bei atherosklerotisch bedingter Herzkrankheit handeln.

5.8.5 Klopfender Stein

弹石脉

Tanshi Mai

Beschreibung des Pulses

Der Puls ist tief, fest und kraftlos.

Bildlicher Vergleich in der klassischen Literatur

„Wie ein Stein, der mit dem Finger weggeschnellt wird."

Bedeutung in der Praxis

Dies ist ein Hinweis auf Nieren-/Wasser-Leere, das Nieren-*Yang* bleibt für kurze Zeit hoch.

Westliche Diagnose

Aus schulmedizinischer Sicht kann es sich um eine syphilitische Herzkrankheit (Cardiopathia syphilitica), Herzinsuffizienz bei atherosklerotisch bedingter Herzkrankheit handeln.

5.8.6 Aufgelöstes Seil

解索脉

Jiesuo Mai

Beschreibung des Pulses

Der Puls ist unregelmäßig.

Bildlicher Vergleich in der klassischen Literatur

„Wie ein gelöstes Seil."

Bedeutung in der Praxis

Der Puls ist – ähnlich wie der verschwindende Puls – ein Zeichen, dass sich der Patient in einem kritischen Zustand befindet.

5.8.7 Fisch

鱼翔脉

Yuxiang Mai

Beschreibung des Pulses
Der Puls ist schwer zu fühlen.

Bildlicher Vergleich in der klassischen Literatur
„Wie ein schwimmender Fisch."

Bedeutung in der Praxis
Der Puls ist Zeichen für eine *Yin*-Erschöpfung, im späteren Stadium für eine *Yin*- und *Yang*-Erschöpfung und damit Zeichen dafür, dass der Patient stirbt.

Westliche Diagnose
AV-Block.

5.8.8 Messerscharfer Puls

偃刀脉

Yandao Mai

Beschreibung des Pulses
Der Puls ist straff und schmal.

Bildlicher Vergleich in der klassischen Literatur
„Als ob die Finger die Schneide eines Messers berühren."

Bedeutung in der Praxis
Der Puls zeigt an, dass *Yin* erschöpft ist, *Yang* im Verhältnis dazu im Übermaß vorhanden ist (*Yin*-*Yang*-Disharmonie).

Westliche Diagnose
Arteriosklerose.

5.8.9 Rollende Erbsen

Beschreibung des Pulses
Der Puls ist schwer zu fühlen.

转豆脉

Zhuandou Mai

Bildlicher Vergleich in der klassischen Literatur
„Wie rollende Erbsen."

Bedeutung in der Praxis
Dies ist ein Hinweis dafür, dass die Hohlorgane leer sind, die Abwehrkraft erschöpft ist.

Westliche Diagnose
Ventrikuläre Extrasystolen.

5.8.10 Platzende Sesamkörner

Beschreibung des Pulses
Der Puls ist sehr schnell und unregelmäßig.

麻促脉

Macu Mai

Bildlicher Vergleich in der klassischen Literatur
„Wie sich bewegende Sesamkörner, die unregelmäßig geformt sind und durcheinander purzeln."

Bedeutung in der Praxis
Dies ist ein Hinweis dafür, dass *Qi* das Blut nicht mehr treibt, es ist erschöpft, es liegt eine Blut-Leere vor.

Westliche Diagnose
Schwere Herzrhythmusstörung.

KAPITEL

6 Puls in der Schwangerschaft

In der Schwangerschaft kommt es zu Pulsveränderungen. Es ist – wenn auch nur ungenügend und unvollständig – möglich, anhand des Pulses eine Schwangerschaft zu diagnostizieren und das Geschlecht des Fetus zu bestimmen.

Von den Anfängen der chinesischen Medizin bis zu dem Zeitpunkt, als die Technik (mit Labor- und Ultraschalluntersuchungen) Einzug gehalten hat in die Medizin, haben die chinesischen Ärzte viele Erfahrungen zur Pulsdiagnose gesammelt. Sie waren daher mittels Pulsdiagnose in der Lage festzustellen, ob eine Patientin schwanger war oder nicht.

Feststellung einer Schwangerschaft mittels Pulsdiagnose

Die Pulsmessung gilt heute als diagnostischer Standard zur Feststellung einer Schwangerschaft. Die meisten chinesischen Ärzte sind aufgrund ihrer langjährigen Erfahrung der Meinung, dass die nachfolgende Theorie aus dem Inneren Klassiker zuverlässig ist.

„Kommt es bei einer Frau mit sonst normalem Menstruationszyklus und keinen weiteren gynäkologischen Beschwerden zum Ausbleiben der Monatsblutung, Übelkeit und Änderung des Geschmacksempfindens (mit Appetit auf saure Nahrungsmittel) zu schlüpfrigem Puls *(Hua Mai)* und schnellem Puls *(Shuo Mai)* = *Yang*-Pulse – nicht jedoch hohlem oder rauem Puls (*Yin*-Pulse)– dann deutet dies auf eine Schwangerschaft hin.“

An der *Chi*-Taststelle ist der Nieren-Puls *(Yin)*, an der *Cun*-Taststelle der Herz- und Lungen-Puls *(Yang)* zu tasten. **Normalerweise** ist der *Yin*-Puls bei *Chi* relativ schwächer im Vergleich zum *Yang*-Puls an der *Cun*-Taststelle.

Ist an der *Chi*-Taststelle (Nieren-*Yin)* jedoch ein stärkerer Puls zu tasten, ist dies Hinweis auf eine bestehende **Schwangerschaft** (da die Niere zuständig ist für Gebärmutter und Schwangerschaft; nach *Huang Di Nei Jing*).

Bestimmung des Geschlechts des Fetus mittels Pulsdiagnose

Mittels Pulsdiagnose kann auch das Geschlecht des Fetus bestimmt werden (zwischen 3. und 6. Monat). In der klassischen chinesischen Literatur sind u.a. folgende Kriterien genannt:

- Ist der Puls der Schwangeren (nach dem vierten Monat) an den Taststellen *Cun*, *Guan* und *Chi* auf der linken Seite schnell oder sogar rasend, wird der Fetus männlich sein; ist er auf der rechten Seite schnell oder sogar rasend, wird der Fetus weiblich sein. Ist der Puls an den Pulstaststellen auf beiden Seiten schnell, ist das ein Zeichen für eine Zwillingsschwangerschaft (aus: *Mai Jing* von Wang Shuhe).

- Bei oberflächlichem und schnellem Puls an den Pulstaststellen *Cun*, *Guan* und *Chi* auf der linken Seite wird der Fetus männlich sein; ist er auf der rechten Seite oberflächlich und schnell, wird der Fetus weiblich sein (aus: *Si Zhen Jue Wei* von Lin Zhihan, 1723).
- Bei überflutendem (und sogar großem) Puls an den Pulstaststellen *Cun*, *Guan* und *Chi* auf der linken Seite wird der Fetus männlich sein; ist er auf der rechten überflutend, wird der Fetus weiblich sein. Ist der Puls an den *Chi*-Taststellen auf beiden Seiten überflutend, ist das ein Zeichen für eine Zwillingsschwangerschaft (aus: *Mai Jin* von Wang Shuhe).

Pulsdiagnose bei der Geburt

Kurz vor der Geburt ist der Puls schneller, nach der Geburt – durch Verlust von Blut – verändert er sich sehr schnell, wird langsam, kraftlos bis schwach oder fadenförmig und dünn.

KAPITEL

7 Pulsdiagnose bei Kindern

Zhang Jiebin hat in seinem Werk *Jing Yue Quan Shu* (1624) bereits auf die Besonderheiten der Pulsdiagnose bei Kindern hingewiesen. Die Pulsdiagnose ist gerade bei Kindern sehr wertvoll, weil diese sich sprachlich noch nicht so gut zu ihren Symptomen äußern können. Bei der Untersuchung von Kindern spielt deshalb auch die Betrachtung (Beurteilung von Stimme und Hautfarbe) eine wichtige Rolle.

Alter und Pulsschlag

Der Diagnostiker muss wissen, dass das Alter eines Kindes Einfluss auf die Pulsfrequenz hat:

Alter des Kindes	Pulsfrequenz (Pulsschläge pro Minute)	Pulsschläge pro Atemzug
0–12 Monate	120–140	7–8
1 Jahr	110–120	6–7
4 Jahre	110	6
8 Jahre	90	5
14 Jahre	75–80	4–5

Durchführung

Bei kleinen Kindern wird die Pulstastung mit einem Finger und vorzugsweise während des Schlafes vorgenommen, weil dann der Pulsschlag stabil und korrekt ist. Weinen, Schreien, Saugen an der Brust und Bewegung können den Pulsschlag beeinflussen.

Pulsbefunde und Bedeutungen

Häufige Pulsqualitäten bei Kindern sind:

- der oberflächliche Puls *(Fu Mai)*
- der tiefe Puls *(Chen Mai)*
- der fadenförmige Puls *(Xi Mai)*
- der schnelle Puls *(Shuo Mai)*
- der langsame Puls *(Chi Mai)*
- der schnelle und unregelmäßige Puls *(Cu Mai)*
- der saitenförmige Puls *(Xian Mai)*
- der schlüpfrige Puls *(Hua Mai)*

Diese acht Pulsarten haben bei Kindern Leitkriterienbedeutung (aus: *Mai Yi Jian Mo* von *Zhou Xuehai*, *Qing*-Dynastie):

Beispiele für Pulsbefunde und Kombinationen mit anderen Pulsarten ergeben folgende diagnostische Hinweise:

Pulsbefund	**Diagnostischer Hinweis**
schneller Puls	Hitze, Fieber, Erkrankungen der Hohlorgane
langsamer Puls	Kälte, Erkrankungen der Speicherorgane
schneller Puls an der *Cun*-Taststelle	Erbrechen (Milch oder Schleim) durch Husten, Fieber
schneller und tiefer Puls	Tuberkulose
schneller und saitenförmiger Puls	eher Hitze-Krankheiten, weniger Kälte-Krankheiten, Tuberkulose, Epilepsie
tiefer und saitenförmiger Puls	Herz- und Bauchschmerzen
tiefer und fadenförmiger Puls	Muttermilch-Unverträglichkeit, Bauchschmerzen
langsamer und verschwindender Puls	Muttermilch-Unverträglichkeit, Diarrhö
rauer und verschwindender Puls	Muskelkrämpfe, tetanische Krämpfe
oberflächlicher und schlüpfriger Puls	Verdauungsstörungen, Husten
oberflächlicher und saitenförmiger Puls	Verdauungsstörungen, Unterernährung, Taubheit, Fieber

KAPITEL

8 Verbindung von Pulsdiagnose und Zungendiagnose

Pulsdiagnose und Zungendiagnose sind wichtige differenzialdiagnostische Werkzeuge. Krankheiten hinterlassen ihre Spuren auf Zunge und Puls, die somit eine wichtige Informationsquelle über den Zustand des Patienten darstellen. Diagnostische Schlüsse, die sich aus dem Zungen- und Pulsbefund ergeben, führen bei ein und demselben Patienten meist zu einer Diagnose. Die beiden Methoden ergänzen einander und vervollständigen das Bild, das der Therapeut von der Krankheit gewinnt.

Jedem Zungen- oder Pulsbild liegt eine eigene klinische Bedeutung zugrunde. Findet sich bei einem Patienten ein bestimmtes pathologisches Pulsbild, dann wird in den meisten Fällen auch der Zungenbefund ein entsprechendes Bild ergeben: Zeigt das Pulsbild eine Fülle-Krankheit, wird auch das Zungenbild entsprechende Hinweise liefern:

Puls-Bild	**Zungen-Bild**	**Hinweis auf**
oberflächlicher Puls → äußere Krankheit	dünner, weißer Zungenbelag → äußere Krankheit	Erkältung
überflutender, voller Puls	trockene, rote Zunge mit braunem Belag	z.B. Hitze im Bereich des Dickdarms
fadenförmiger, kraftloser Puls	helle, blasse Zunge	*Qi*- und Blut-Mangel

Mitunter kann es jedoch zu unterschiedlichen Bildern kommen, wenn der Patient nicht nur ein, sondern zwei oder mehrere gesundheitliche Probleme hat. In diesen Fällen müssen Puls- und Zungenbild und die übrigen Symptome des Patienten in Beziehung zueinander gebracht bzw. eine Auswahl getroffen werden, welche Symptome im Vordergrund stehen und welche nicht. Erst nach der klinischen Information ist eine Entscheidung über die weitere Behandlung zu treffen. Dies soll beispielhaft bei einem Patienten mit Leberzirrhose (einem gemischten Leere-Fülle-Syndrom) verdeutlicht werden:

Symptom		**Diagnostische Aussage**	**Behandlungsprinzip**
tiefrote Zunge, ohne Belag	spricht für	*Yin*-Mangel	–
Aszites	spricht gegen	*Yin*-Mangel	Behandlung z.B. mit Diuretika
saitenförmiger Puls	Hinweis auf	Hyperaktivität von Leber-*Yang*	Holz (Leber) unterdrücken
magerer Körper	Zeichen für	Milz-Schwäche	Erde (Milz) nähren

Bei diesem Krankheitsbild hat das Zungenbild (Hinweis auf *Yin*-Mangel) keine diagnostische Bedeutung, weil alle übrigen Symptome und das Pulsbild auf eine Hyperaktivität des Leber-*Yang* und auf eine Milz-Schwäche hindeuten („Holz unterdrückt Erde"). Das Behandlungsprinzip richtet sich hier letztendlich nach der Puls-Diagnose.

Wenn es diesem Patienten noch schlechter geht, er z.B. in ein Koma fällt, Blutungen hat oder Zeichen der Intoxikation zeigt, dann ist diese Verschlechterung oft zuerst am Puls erkennbar; die Zunge reagiert später. Deshalb wird der TCM-Therapeut bei diesem Patienten hauptsächlich nach seinem Pulsbild behandeln.

In den verschiedenen Stadien einer Infektionskrankheit spielt umgekehrt die Zungendiagnose eine wichtigere Rolle als die Pulsdiagnose, d.h. der Patient wird nach dem jeweiligen Zungenbild behandelt. Dies soll beispielhaft bei einem Patienten mit beginnender Erkältung verdeutlicht werden:

Symptom		Diagnostische Aussage	Behandlungsprinzip
zunächst leichter gelber Zungenbelag	spricht für	leichte Hitze im oberen 3-Erwärmer	bittere, kühlende Arzneimittel zur Fieberreduktion bis der Zungenbelag heller und feucht wird (normaler Zungenbelag: dünn, feucht, weiß)
mit beginnendem Fieber und Bronchitis dicker, trockener gelber Zungenbelag	spricht für	mittlere Hitze und pathologische Faktoren im oberen 3-Erwärmer	Hitze ableiten, pathogene Faktoren beseitigen
schließlich bei hohem Fieber und Lungenentzündung dicker, trockener brauner Zungenbelag	Hinweis auf	starke Hitze und pathologische Faktoren im oberen 3-Erwärmer	Hitze noch intensiver ableiten, pathogene Faktoren beseitigen

Puls- und Zungendiagnose liefern jedoch nicht nur Hinweise für die Diagnose einer Krankheit, sondern sind auch unablässig für die Differenzialdiagnose. Meist stimmen Zungenbild und Pulsbild in ihrer Bedeutung bei einem Patienten überein und sind damit zuverlässige Hinweise. Stimmen die Bilder nicht überein, kann die Diagnose entweder mittels Puls- oder Zungenbild gestellt werden, wobei dann weitere Symptome bei dem Patienten nach den Kriterien Beobachtung, Riechen, Hören, Anamnese und Puls analysiert werden.

KAPITEL

9 Studien zur Objektivierung der Pulsdiagnose

9.1 Pulssphygmographie

Die moderne chinesische Medizin versucht seit einigen Jahren, mit Hilfe der Pulssphygmographie die Pulsdiagnostik zu objektivieren. Eine wichtige Rolle spielt dabei die Computerdigitaltechnik. Bei der Pulsmessung wird mittels Puslsphygmographie oder Elektropulsographie ein Pulsdiagramm erstellt (➤ Abb. 9.1). Das Messgerät besteht aus einem Sensor, der auf der A. radialis insbesondere auf der *Guan*-Taststelle, aber auch auf der *Cun*-Taststelle liegt. Der Sensor gibt die eingehenden Signale (Pulswelle) an einen Elektropulsographen weiter, der diese speichert. Über einen Rekorder werden dann die Signale in Form eines Pulsdiagramms ausgedruckt.

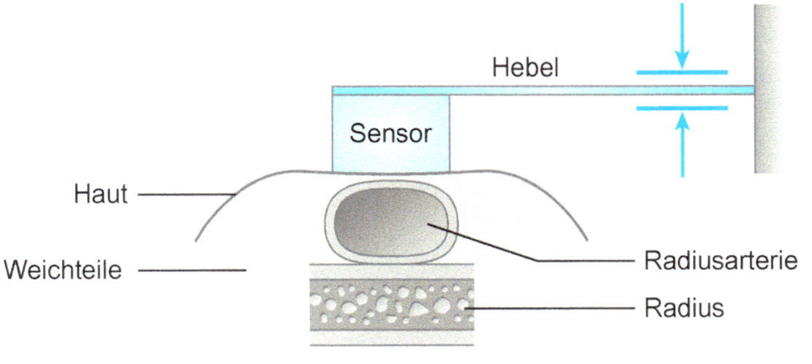

Abb. 9.1 Schematische Darstellung eines Sphygmographen

Der Form der Pulskurve, die Anzahl der Zacken und ihre Beziehung zueinander geben Auskunft über die Form des Pulses. Das normale Pulsintervall (➤ Abb. 9.2) besteht aus drei Zacken (h1, h3, h5) und zwei Kerben (h2, h4), die in einem bestimmten Verhältnis zueinander stehen:

- h3/h1 < 0,7
- h4/h1 < 0,4

Eine weitere Darstellungsmöglichkeit des Pulses berücksichtigt das Tastgefühl bei zunehmendem Fingerdruck (➤ Abb. 9.3). Die Höhe der dargestellten Kurve gibt Hinweise für Kraft und Tiefe des Pulses.

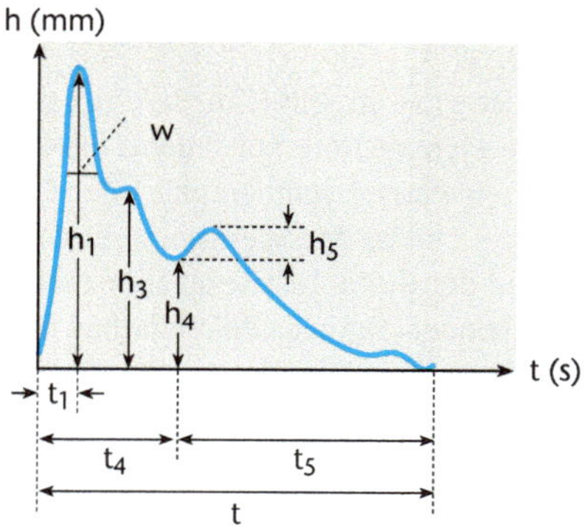

Abb. 9.2 Pulswelle – Zusammensetzung (h = Höhe der Zacken, w = Breite der Hauptzacke, t = Zeit eines kompletten Pulsintervalls (= Pulsschlag)

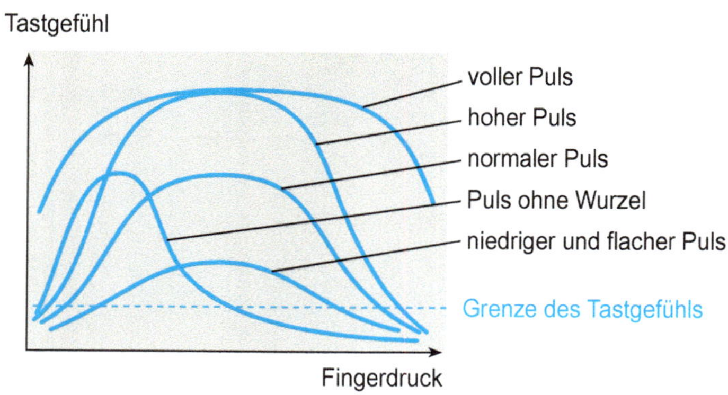

Abb. 9.3 Tastgefühl bezogen auf den Fingerdruck

Darüber hinaus wird bei der Pulstastung auch die Breite des Pulses beurteilt, die Hinweise für die Geschwindigkeit des Pulses liefert (➤ Abb. 9.4).

Die Länge des Pulses wird als Säulendiagramm dargestellt, wobei die drei Säulen den drei Pulstaststellen *Cun*, *Guan* und *Chi* entsprechen. An der *Guan*-Taststelle ist der Puls am stärksten zu spüren. Ein Puls ist dann nicht mehr spürbar, wenn bei der graphischen Umsetzung die Säule unterhalb der Grenze des Tastgefühls liegt.

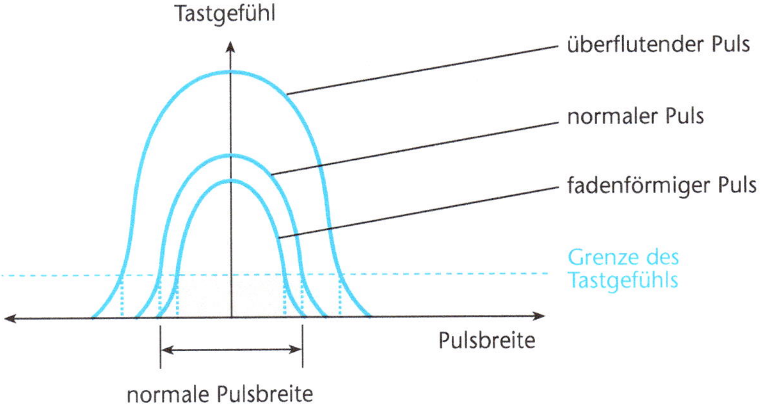

Abb. 9.4 Tastgefühl bezogen auf die Pulsbreite

9.2 Graphische Darstellung ausgewählter pathologischer Pulse

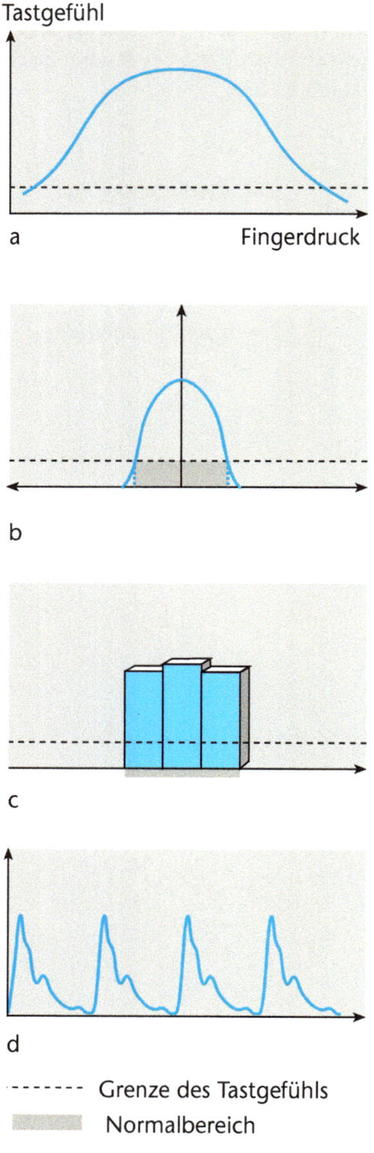

Abb. 9.5 Darstellung des normalen Pulses in Teildiagrammen

Die pathologischen Pulse lassen sich durch graphische Darstellung in verschiedenen Merkmalen vom normalen Puls (➤ Abb. 9.5) oder untereinander unterscheiden (s.a. Tabelle am Ende des Kapitels). Bei folgenden Pulsen ist diese Form der Darstellung technisch nicht möglich, weil sie schlecht tastbar sind:

- Der verborgene Puls *(Fu Mai)*
- Der hohle Puls *(Kou Mai)*
- Der sanfte Puls *(Ru Mai)*
- Der verschwindende Puls *(Wei Mai)*
- Der rasende Puls *(Ji Mai)*
- Der träge Puls *(Huan Mai)*
- Der straffe Puls *(Jin Mai)*
- Der Trommelpuls *(Ge Mai)*
- Der fixierte Puls *(Lao Mai)*
- Der bewegliche Puls *(Dong Mai)*
- Der verstreute Puls *(San Mai)*

9.2.1 Tiefe des Pulses

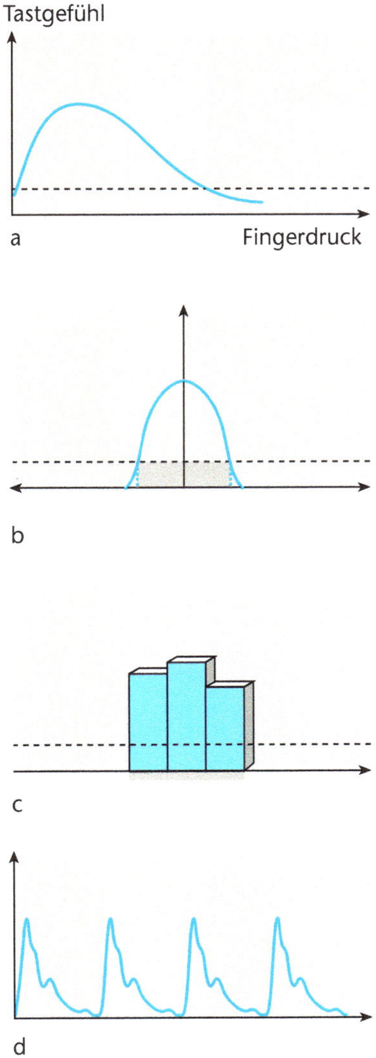

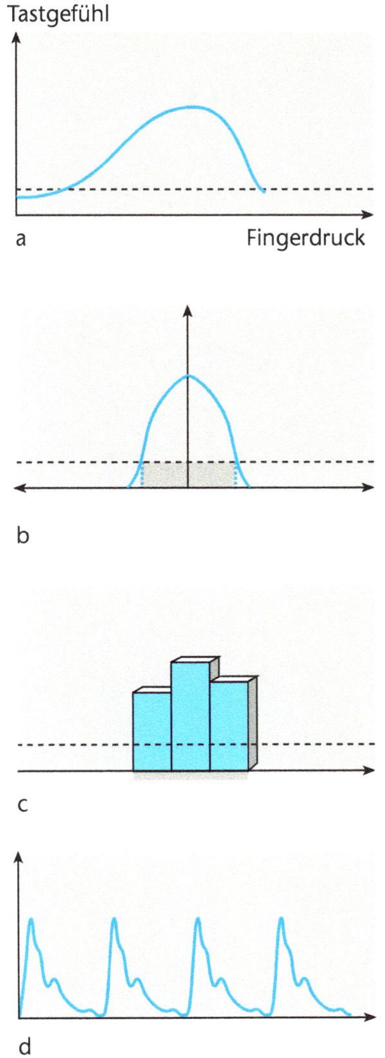

------- Grenze des Tastgefühls

Normalbereich

Abb. 9.6 Oberflächlicher Puls *(Fu mai)*
a) **Kurve:** sinkend
b) **Pulsbreite:** normal
c) **Pulslänge:** normal
(an allen Taststellen tastbar)
d) **Pulsform und Frequenz:** normal

Abb. 9.7 Tiefer Puls *(Chen mai)*
a) **Kurve:** steigend
b) **Pulsbreite:** normal
c) **Pulslänge:** normal
d) **Pulsform und Frequenz:** normal

9.2.2 Volumen des Pulses

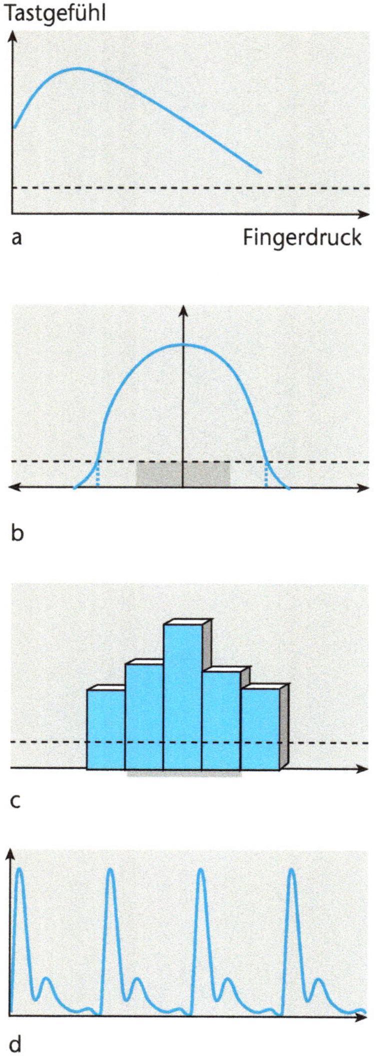

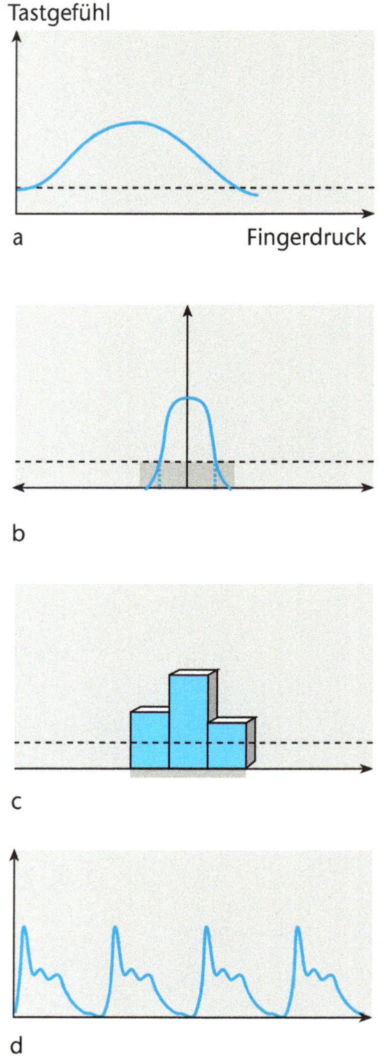

------- Grenze des Tastgefühls

Normalbereich

Abb. 9.8 Überflutender Puls *(Hong mai)*
a) **Kurve:** hoch und sinkend
b) **Pulsbreite:** breiter als normal
c) **Pulslänge:** länger als normal
d) **Pulsform und Frequenz:** groß, steil, sehr hoch steigend, sehr stark sinkende Kurve und große dickrote Kerbe

Abb. 9.9 Fadenförmiger Puls *(Xi mai)*
a) **Pulskurve:** normal
b) **Pulsbreite:** schmäler als normal
c) **Pulslänge:** normal
d) **Pulswelle:** kleine, dickrote Kerbe

9.2.3 Kraft des Pulses

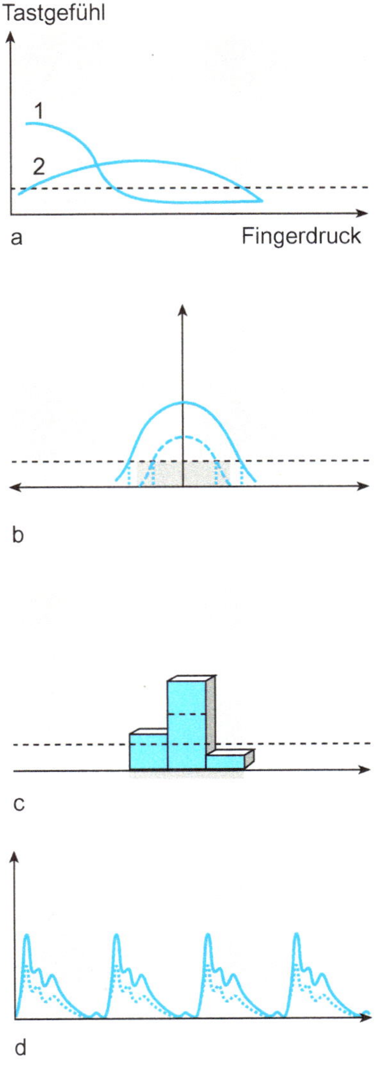

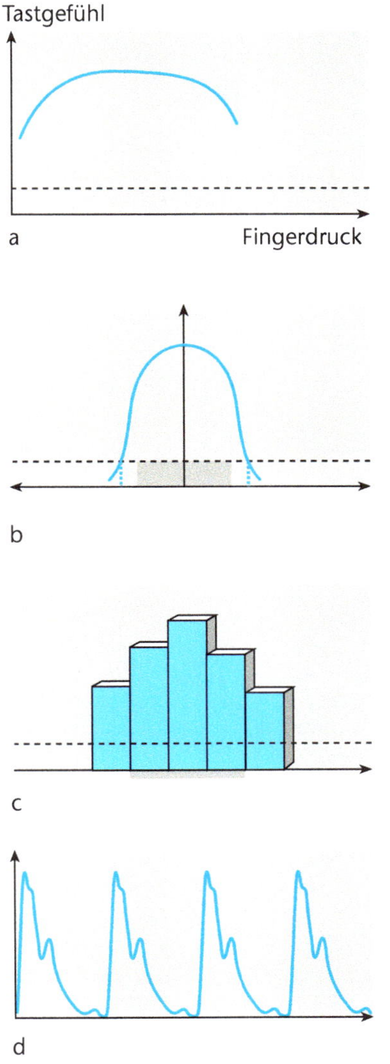

------- Grenze des Tastgefühls

Normalbereich

Abb. 9.10 Leerer Puls *(Xu mai)*
a) **Pulskurve:** Kurve 1 sinkend (Puls ohne Wurzel), Kurve 2: flach und niedrig
b) **Pulsbreite:** schmäler oder breiter als normal
c) **Pulslänge:** kürzer als normal
d) **Pulswelle:** schwach und weich

Abb. 9.11 Voller Puls *(Shi mai)*
a) **Pulskurve:** hoch und voll
b) **Pulsbreite:** breiter als normal
c) **Pulslänge:** länger als normal
d) **Pulswelle:** voll und kräftig

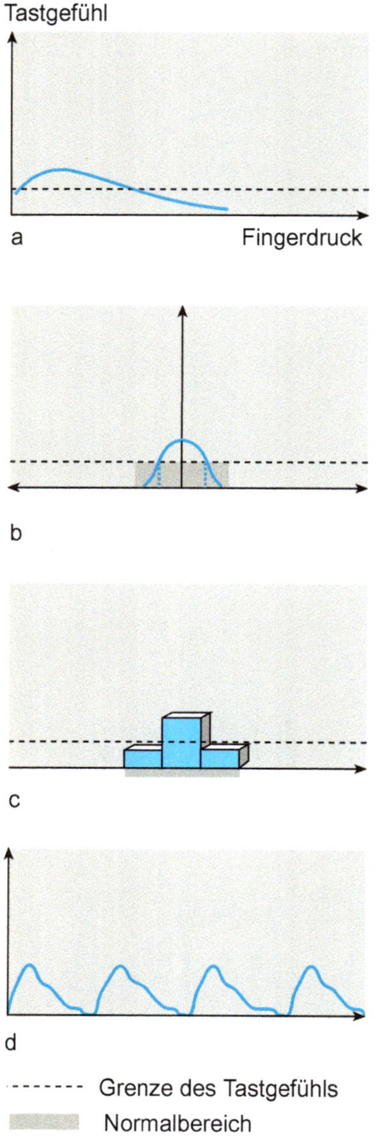

Abb. 9.12 Kraftloser Puls *(Ru mai)*
a) **Pulskurve:** niedrig, flach und sinkend
b) **Pulsbreite:** schmäler
c) **Pulslänge:** unterschiedlich
d) **Pulswelle:** weich und klein

9.2.4 Frequenz des Pulses

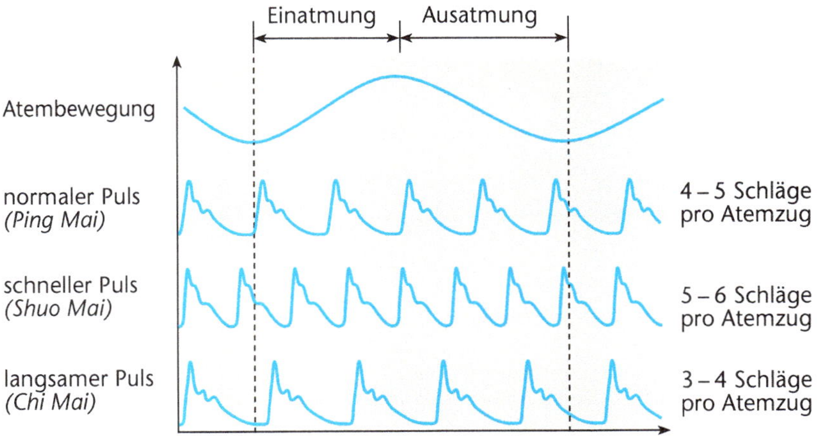

Abb. 9.13 Darstellung von Pulsen mit unterschiedlicher Frequenz

9.2.5 Rhythmus des Pulses

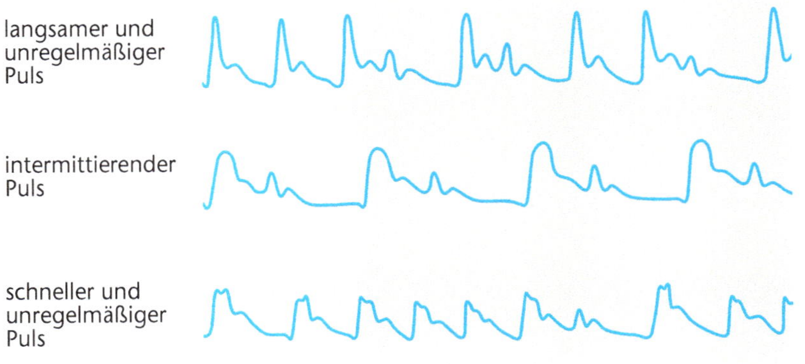

Abb. 9.14 Darstellung von Pulsen mit unterschiedlichem Rhythmus

9.2.6 Länge des Pulses

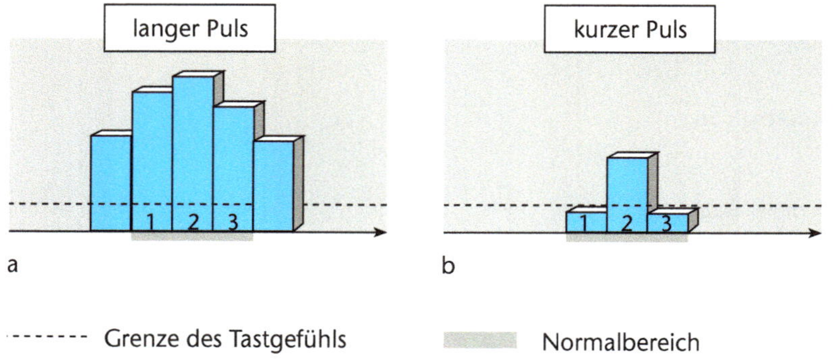

Abb. 9.15 Darstellung von Pulsen unterschiedlicher Länge.
links: Der lange Puls ist über die drei Pulstaststellen hinaus tastbar.
rechts: Der kurze Puls ist nur über der *Guan*-Taststelle zu spüren.
1 = *Cun*, 2 = *Guan*, 3 = *Chi*

9.2.7 Form des Pulses

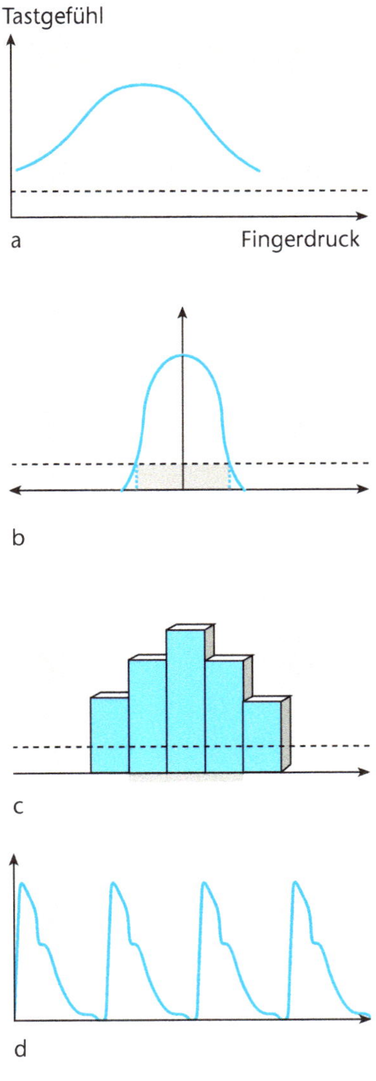

Abb. 9.16 Saitenförmiger Puls *(Xian mai)*
a) **Pulskurve:** normal
b) **Pulsbreite:** normal oder breiter als normal
c) **Pulslänge:** länger als normal
d) **Pulswelle:** gerade, anakrote Kurve und steil absinkende, kleine dickrote Welle

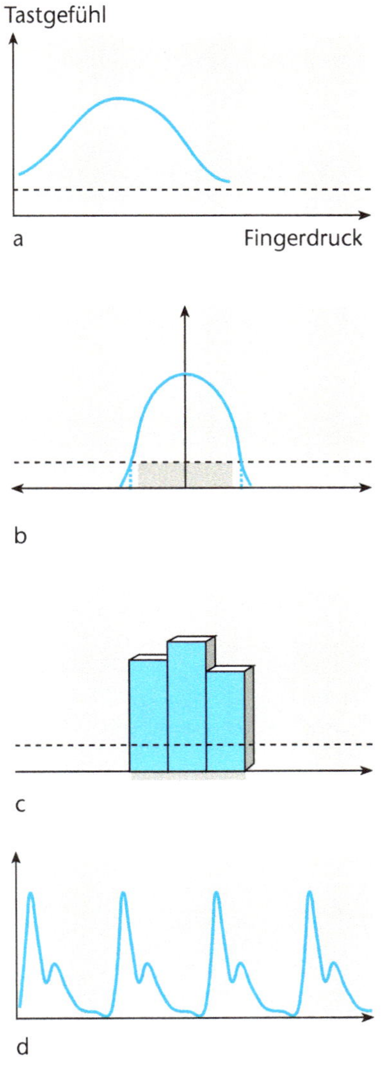

Abb. 9.17 Schlüpfriger Puls *(Hua mai)*
a) **Pulskurve:** normal
b) **Pulsbreite:** breiter als normal
c) **Pulslänge:** normal
d) **Pulswelle:** runde Wellenspitze, große dickrote Welle

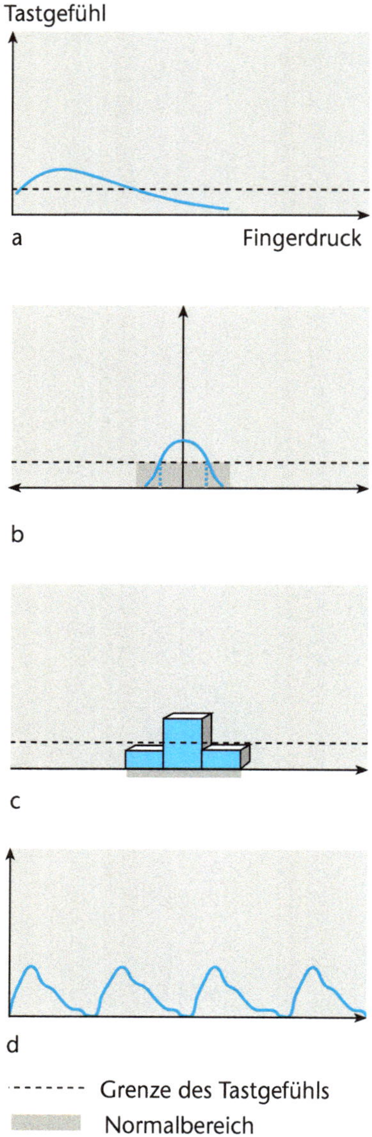

Abb. 9.18 Rauer Puls *(Se mai)*
a) **Pulskurve:** niedrig und sinkend
b) **Pulsbreite:** schmäler
c) **Pulslänge:** kürzer
d) **Pulswelle:** nicht fließend, rau, Rhythmus unregelmäßig, fast keine dickrote Welle, verflachte Pulswelle

9.3 Differenzialdiagnostische Überlegungen auf der Basis der Pulssphygmogramme

Bereits aus dem Kurvenverlauf der abgebildeten Diagramme (Pulskurve a in den Diagrammen) ergeben sich Hinweise auf bestimmte pathologische Pulse:

Kurvenverlauf	**Puls**
sinkende Kurve steigende Kurve niedrige und flache Kurve Puls ohne Wurzel hohe und große Kurve voller Puls *(Shi Mai)*	oberflächlicher Puls *(Fu Mai)* tiefer Puls *(Chen Mai)* leerer Puls *(Xu Mai)* hohler Puls *(Kou Mai)*

Ebenso dient die Pulsbreite (b) als erster Hinweis auf bestimmte pathologische Pulse:

Pulsbreite und Pulshöhe	**Puls**
sehr breite und hohe Kurve schmale und niedrige Kurve schmale Kurve	überflutender Puls *(Hong Mai)* fadenförmiger Puls *(Xi Mai)* rauer Puls *(Se Mai)*

In der nachfolgenden Tabelle sind einige charakteristische Unterscheidungsmerkmale beispielhaft hervorgehoben. Frequenz, Rhythmus und Länge des Pulses sind ohne graphische Darstellung voneinander zu unterscheiden.

	Abb.	**Pulskurve und -höhe**	**Pulsbreite**	**Pulslänge**	**Pulsform**
Tiefe des Pulses					
Oberflächlicher Puls *(Fu Mai)*	9.6	**sinkend**	normal	normal	normal
Tiefer Puls *(Chen Mai)*	9.7	**steigend**	normal	normal	normal
Volumen des Pulses					
Überflutender Puls *(Hong Mai)*	9.8	hoch, sinkend	**breit und hoch**	länger	**großer Puls**
Fadenförmiger Puls *(Xi Mai)*	9.9	normal	**schmal und**	normal	**kleiner Puls**

Kraft des Pulses					
Leerer Puls *(Xu Mai)*	9.10	**flach und niedrig**	breiter oder auch schmäler	kürzer	weich und sanft
Voller Puls *(Shi Mai)*	9.11	**hoch und voll**	breiter	länger	voll und kräftig
Kraftloser Puls *(Ruo Mai)*	9.12	flach und niedrig	schmäler	unterschiedliche Länge	weich und klein
Form des Pulses					
Saitenförmiger Puls *(Xian Mai)*	9.16	normal	normal oder breiter	länger	gerade, anakrote Kurve, steil absinkende **kleine dickrote Kerbe**
Schlüpfriger Puls *(Hua Mai)*	9.17	normal	breiter	normal	runde Wellenspitze, **große dickrote Kerbe**
Rauer Puls *(Se Mai)*	9.18	niedrig	schmäler und sinkend	kürzer	flache Welle, nicht dickrot

Literatur

Klassische Literatur

Bin Hu Mai Xue – Pulslehre von Bin Hun – von Li Shizhen/Bin Hu

Hoang Ti Nei King S Quenn, hrsg. und kommentiert von Nguyen van Nghi, Band 1 und 2. ML, Ülzen 1997

Huang Di Nei Jing – Der Innere Klassiker des Gelben Kaisers

Hui Xi Mai Xue – Pulslehre von Hui Xi – von Xu Linglai

Jing Yue Quan Shu – Jing Yue's vollständiges Werk für TCM – von Zhang Jiebin

Mai Guan – Gründliche Kenntnisse in der Pulsdiagnose – von Wang Shizhan

Mai Jing – Der Klassiker der Pulsdiagnose – von Wang Shuhe

Mai Jue – Reimspruch der Pulsdiagnose – von Gao Yangsheng

Mai Jue Kan Wu – Die Korrektur des Reimspruches der Pulsdiagnose – von Dai Qizong

Mai Ru – Beispiele der Pulsdiagnose – von Guo Zhi

Mai Shuo – Besprechung der Pulsdiagnose – von Ye Lin

Mai Xue Chan Wei – Erklärung der Pulslehre – von Xing Xibo

Mai Xue Cha Yi – Meine bescheidene Meinung über die Pulsdiagnose – von Zhang Qi

Mai Xue Jian Mo – Einfache Demonstration der Pulsdiagnose – von Zhou Xue Hai

Mai Xue Yan Jiu Shi Jiang – 10 Themen über Pulsdiagnose – von Ren Yingqiu

Mai Zhen – Pulsdiagnose von Liu Guanjan

Nan Jing – Der Klassiker über die Schwierigkeit – 81 Fragen und Antworten

Qian Jin Yi Fang – Rezepte im Wert von Tausend Stücken Gold für Notfälle – von Sun Simiao

Shang Han Lun – Abhandlung über fieberhafte und andere Erkrankungen – von Zhang Zhongjing

Shi Ji Band 9 – Geschichtswerk – von Sima Qian

Si Yan Qu Yao – Das Erlernen der Pulsdiagnose mittels Reim mit vier Worten – von Cui Jiayan

Si Zhen Jue Wei – Analyse und Verstehen durch 4 diagnostische Verfahren – von Lin Zhihan

Yi Xue Ru Men – Einführung in die Medizin – von Li Ting

Yi Zong Bi Du – Die Pflichtlektüre für medizinische Professionen – von Li Zhongzi

Yi Zong Jin Jian – Der goldene Spiegel der Medizin – von Wu Qian

Zhen Bing Zhi Nan – Anweisung zur Diagnose – von Shi Fa

Zheng Jia Shu Yao – Das wichtige Werk für die TCM – von Hua Shou

Zhen Zon San Mei – Drei Unklarheiten der Pulsdiagnose – von Zhang Deng

Zhen Zong Zhi Wei – Die Meinungen über die Pulslehre – von Zhang Lu

Zhong Yi Mai Xue Yan Jiu – Klinische Studien der traditionellen chinesischen Pulsdiagnose – von Cui Yu TianDie Abbildungen der Pulskurven stammen aus dem Buch „Pulsdiagnose" von Liu Guanjun.

Traditionelle Bezeichnung der Pulsbilder aus „Pulsreim im Bild" von Tu Zhu Mai Jue und „Anweisung in Diagnose" von Shi Fa Cha Bing Zhi Nan

Aktuelle Literatur

Chen, Xinnong et al.: Chinese Acupuncture and Moxibustion. Foreign Languages Press, Beijing 1987 (englisch)

Chen, Youbang et al.: The Therapeutics for Chinese Acupuncture and Moxibustion. Chinese Science & Technology Press, Beijing 1990 (chinesisch)

Chinesisch-Deutsches Wörterbuch der Medizin – Volksgesundheitsverlag Peking

Focks, C.; Hillenbrand, N.: Leitfaden Traditionelle Chinesische Medizin, 2. Auflage. Urban & Fischer, München 2000

Fu, Qiang: The Practical Handbook of the Treatment for Acupuncture and Moxibustion. Chinese Traditional Medicine Press, Beijing 1991 (chinesisch)

Geng, Junying et al. : Herbal Formulas. New World Press, Beijing 1991 (englisch)

Geng, Junying et al. : Medicinal Herbs. New World Press, Beijing 1991 (englisch)

Institute for Acupuncture of Chinese Academy of T.C.M.: Advance in Acupuncture and Acupuncture Anaesthesia. The People's Publishing House, Beijing 1980 (englisch)

Jian Ming Zhong Yi Zhen Duan – Einführung in die traditionelle chinesische Pulsdiagnose – Pekinger Hochschule für TCM

Kaptchuk, T. J.: Chinese Medicine. The Web That Has No Weaver. Rider, London 1983. Deutsch: Das große Buch der chinesischen Medizin. O. W. Barth Verlag, Wien 1992

Lai, Yiming: Geheimnis zur Zungenbeobachtung und Krankheitserkennung. Hangzhou-Verlag. Hangzhou 1996 (chinesisch)

Maciocia, G.: Tongue diagnosis in Chinese Medicine. Eastland Press, Seattle 1987. Deutsch: Zungendiagnose in der chinesischen Medizin. ML-Verlag, Uelzen 1996

Ma, Zhongxue: International Exchange's Handbook for Acupuncture and Moxibustion. Shandong Science & Technology Press 1992 (chinesisch)

Pekinger Fremdspracheninstitut, deutsche Abteilung: Das neue Chinesisch-Deutsche Wörterbuch. Beijing, Hongkong: The Commercial Press; Düsseldorf: Ming Fan Kulturladen 1986 (deutsch/chinesisch)

Peking University of Traditional Chinese Medicine: Outline for Chinese Acupuncture and Moxibustion. Jindun Publishing House, Beijing 1996 (chinesisch)

Song, Tianbin: Atlas der chinesischen Zungendiagnostik. People's Health Publishing House. Peking 1984 (chinesisch)

Song, Yitong; Yuan, Heping et al.: International Exchange's Book for Chinese Orthopedics. Oversea Chinese Press, Beijing 1988 (chinesisch)

Tang, Jü: Chinesische Medizin in der Gynäkologie. Urban & Fischer, München 2000

Wang, Jili et al.: Classification and Differentiation of the Inspection of the Tongue. Chinese Medical Scientific Press 1992 (chinesisch)

Wang, Xuetai: The Complete Works of Chinese Acupuncture and Moxibustion. Henan Science & Technology Press 1998 (chinesisch)

Wiseman, N., Feng, Y.: A Practical Dictionary of Chinese Medicine. Paradigm Publications, Brookline MA 2. Aufl. 1998 (englisch)

Yuan, Heping: Traditionelle Chinesische Akupunktur. Ullstein Mosby, Berlin 1999

Yuan, Heping: Chinesische Zungendiagnostik. Urban & Fischer, München 2001

Zhao, Enjian et al.: Pulsdiagnostics of Traditional Chinese Medicine. Tianjin Science & Technology Press 1995 (chinesisch)

Zhong Yi Mai Xiang Yan Jiu – Studien des chinesischen Sphygmogramms – von Huang Shilin et al.

Zhong Yi Zhen Duan Jiang Yi – Lehrbuch für traditionelle chinesische Diagnostik – Gesundheitsministerium der VR China

Zhong Yi Zhen Duan Xue – Diagnostics of TCM – Shano Dong University of TCM

Register

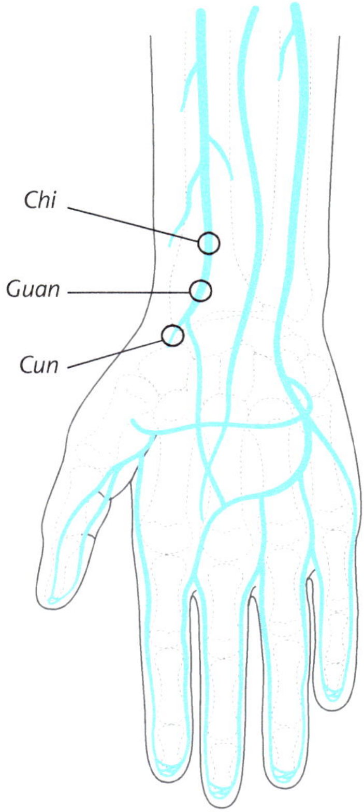

Nieren-*Yang* und unteres Abdomen

Guan Milz und Magen

Cun Lunge und Thorax

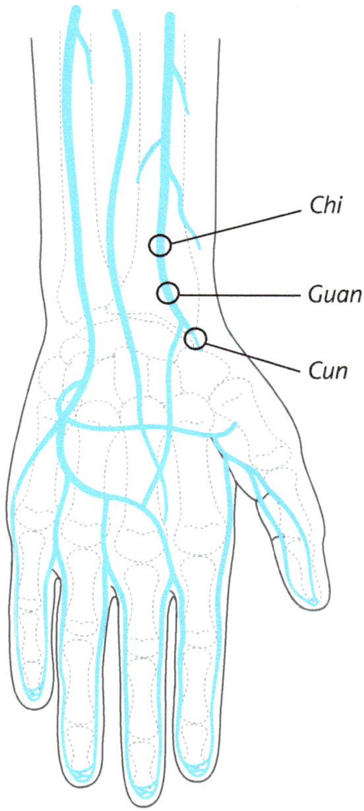

Nieren-*Yin* und unteres Abdomen	Chi
Leber, Gallenblase und Zwerchfell	Guan
Herz und Thorax	Cun